Oluwadare Ogunlade

Avaliação das Funções Autonómicas Cardíacas em Adultos Saudáveis em Ile-Ife

Oluwadare Ogunlade

Avaliação das Funções Autonómicas Cardíacas em Adultos Saudáveis em Ile-Ife

ScienciaScripts

Imprint

Any brand names and product names mentioned in this book are subject to trademark, brand or patent protection and are trademarks or registered trademarks of their respective holders. The use of brand names, product names, common names, trade names, product descriptions etc. even without a particular marking in this work is in no way to be construed to mean that such names may be regarded as unrestricted in respect of trademark and brand protection legislation and could thus be used by anyone.

Cover image: www.ingimage.com

This book is a translation from the original published under ISBN 978-620-2-19921-6.

Publisher:
Sciencia Scripts
is a trademark of
Dodo Books Indian Ocean Ltd. and OmniScriptum S.R.L publishing group

120 High Road, East Finchley, London, N2 9ED, United Kingdom
Str. Armeneasca 28/1, office 1, Chisinau MD-2012, Republic of Moldova, Europe
Printed at: see last page
ISBN: 978-620-8-05874-6

ÍNDICE DE CONTEÚDOS

DEDICAÇÃO

Este estudo é dedicado às minhas filhas: Olabisi A.Ogunlade e Omolayo M.Ogunlade

Este estudo é dedicado às minhas filhas: Olabisi A.Ogunlade e Omolayo M.Ogunlade

RECONHECIMENTO

Dou glória a Deus Todo-Poderoso pela graça e pela capacidade de iniciar e concluir este trabalho. Agradeço ao Dr. A.O. Ayoka e ao Dr. A.O. Akintomide pelo seu encorajamento e contribuições relevantes desde a conceção até à conclusão deste trabalho. Agradeço ao Prof. D. D. O. Oyebola pelos seus cuidados e encorajamentos paternais. Um agradecimento especial ao atual Chefe do Departamento de Ciências Fisiológicas, Dr. R. O. Akomolafe, pelo seu apoio e encorajamento. Expresso sinceramente a minha gratidão ao Prof. O. Fasubaa pelo seu encorajamento, apoio e orientação. Estou grato ao falecido Prof. O. E. Ukponmwan pela sua orientação e palavras de encorajamento. Agradeço o apoio dos membros do pessoal do Departamento de Ciências Fisiológicas da Universidade Obafemi Awolowo, Ile-Ife. Os meus sinceros agradecimentos aos estudantes e outros clientes que participaram no estudo como voluntários porque, sem eles, este projeto não poderia ser uma realidade.

Um agradecimento especial aos meus amigos: Sr. Victor D. Ogunmola e Eng. A. Akinola pelo seu encorajamento e apoio. Agradeço ao Sr. Frank Ogunbodede pelo seu apoio na aquisição de um dos equipamentos vitais necessários para a execução desta investigação. Agradeço à minha mulher, Bolarinwa, e às nossas filhas, Olabisi e Omolayo, pelo seu carinho, apoio e compreensão. Estou grato a todos os que, de uma forma ou de outra, contribuíram para que este trabalho se tornasse realidade.

LISTA DE ABREVIATURAS

ACCORD-Action to Control Cardiovascular Risk in Diabetes

ACI-Autonomic cardiovascular indices

ANS-Autonomic nervous system

ATPase - Adenosine triphosphatase

BP-Blood pressure

cAMP- cyclic adenosine monophosphate

CMIBG-Cardiac meta-iodobenzylguanidine

CNS-Central nervous system

COMT-Catecholamine-O-methyltransferase

CP-Change of posture (supine to erect)

DAG-Diacylglycerol

DBP-Diastolic blood pressure

ECG-Electrocardiogram

Fig.- Figure

HDB- Heart rate response to Deep Breathing

HR-Heart rate

HRmin-Minimum heart rate

HRmax-Maximum heart rate

HUT-Head-up tilt

MAO-Monoamine oxidase

MAP-Mean arterial pressure

MSNA- Muscle sympathetic nerve activity

MVC-Maximum voluntary contraction

NE-Norepinephrine

PTI-Postural tachycardia index

QSART-Quantitative sudomotor axon reflex test

RPP-Rate pressure product

RR-Interval between two successive R waves

SBP-Systolic blood pressure

SSR-Sympathetic skin response

TST-Thermoregulatory sweat test

CAPÍTULO 1

INTRODUÇÃO

1.1 Antecedentes

O sistema nervoso autónomo (SNA) é uma das principais divisões do sistema nervoso. É responsável pela regulação das funções viscerais e pela manutenção da homeostase do meio interno (Cannon,1929; Hare e Hinsey,1942; Shields, 1993).O SNA regula as funções viscerais através de uma série de interações dos reflexos autonómicos com o sistema endócrino. Isto é conseguido através da integração dos impulsos sensoriais autonómicos com a informação do cérebro para respostas viscerais adequadas através do sistema eferente autonómico. O SNA influencia as funções de quase todos os sistemas orgânicos do corpo através das suas divisões simpática e parassimpática que inervam o músculo liso, o músculo cardíaco e as glândulas (Shields, 1993). A parte do SNA que influencia o coração (sistema nervoso autónomo cardíaco) consiste numa rede complexa de fibras pré-ganglionares e pós-ganglionares simpáticas e parassimpáticas que fazem sinapse em gânglios cardíacos extrínsecos e intrínsecos e, em última análise, inervam diretamente os miócitos cardíacos (Kapa *et al*, 2010). O SNA tem algumas fibras aferentes importantes que inervam os barorreceptores e quimiorreceptores nos grandes vasos, que são importantes na regulação das funções cardiovasculares e respiratórias. O sistema nervoso autónomo cardíaco desempenha um papel integral na modulação da hemodinâmica e da eletrofisiologia cardíaca (Kapa *et al*, 2010). Os reflexos do SNA são capazes de responder imediatamente a alterações no sistema cardiovascular e podem rapidamente devolver o sistema à sua linha de base homeostática (Shields, 1993).

Uma anomalia do sistema nervoso autónomo cardíaco é designada por disfunção autónoma cardíaca (DAC) ou neuropatia (NAC). Trata-se de uma complicação grave de muitas doenças. A DAC acarreta um risco de mortalidade aproximadamente cinco vezes superior em doentes com doenças que afectam o sistema nervoso autónomo cardíaco, especialmente a diabetes mellitus (Ewing *et al*, 1973; Wheeler e Watkins, 1973; Ziegler, 1994; Kempler *et al*, 2002; Kempler, 2003; Maser *et al*, 2003; Ieda e Fukuda, 2009). A elevada taxa de mortalidade pode estar relacionada com isquémia silenciosa do miocárdio ou enfarte do miocárdio, arritmias cardíacas, instabilidade funcional cardiovascular ou respiratória. A DAC pode ocorrer numa diversidade de doenças como a diabetes mellitus, alcoolismo, Parkinsonismo, desnutrição, deficiências vitamínicas, intoxicação por metais pesados, artrite reumática e distúrbios renais (Bannister e Mathias, 1999; Park *et al*, 2012). Na maioria dos casos de diabetes mellitus, a lesão do sistema nervoso autónomo cardíaco pode ser anterior às manifestações clássicas da diabetes mellitus e os danos no sistema nervoso autónomo cardíaco encontram-se geralmente numa fase avançada antes do diagnóstico da doença subjacente (Vinik *et al*, 2003). Assim, a avaliação médica de doentes com diabetes mellitus é incompleta sem uma avaliação adequada das funções autonómicas cardíacas (CAF).

A avaliação da FAC está indicada no tratamento de doenças como a diabetes mellitus, a amiloidose, a neuropatia paraneoplásica e a neuropatia panautonómica aguda (Ewing *et al*, 1980, Sandroni *et al*, 1991). Os doentes com síncope, síndrome de taquicardia postural ortostática, cardiopatias hipertensivas e insuficiência cardíaca congestiva também podem ser avaliados através de testes de função autonómica cardíaca (Adigun *et al*, 2001; Anigbogu *et al*, 2012; Low *et al*, 2013). Os objectivos dos testes de função autonómica incluem a avaliação da gravidade e da distribuição da função autonómica, o diagnóstico de neuropatia autonómica limitada, o diagnóstico e a avaliação da intolerância ortostática, a monitorização do curso da disautonomia, a monitorização da resposta ao tratamento e a investigação das disfunções autonómicas (Low *et al*, 2013).

São muitos os testes não invasivos para avaliação da função autonómica cardíaca desenvolvidos e padronizados para utilização na prática médica. No entanto, o teste ideal deve ser suficientemente sensível para detetar a presença de insuficiência autonómica quando esta está presente, ser específico, reprodutível, com um coeficiente de variação $\leq$ 20-25%, ser fisiologicamente e clinicamente relevante, não invasivo e ser relativamente fácil e não excessivamente demorado de realizar (Low *et al*, 2013). Alguns testes da função autonómica, como o teste quantitativo do reflexo axonal sudomotor (QSART) e o teste termorregulador do suor (TST), são úteis na avaliação do sistema sudomotor e não do sistema cardiovascular (Low *et al*, 2013).

Os testes autonómicos que foram considerados úteis na avaliação das funções autonómicas cardíacas incluem resposta da pressão sanguínea à preensão manual sustentada e à mudança de postura, teste de variabilidade da frequência cardíaca, resposta da frequência cardíaca e da pressão sanguínea à manobra de Valsalva, resposta da frequência cardíaca à respiração profunda, inclinação da cabeça para cima (HUT), resposta da frequência cardíaca à posição de pé, meta-iodobenzil-guanidina cardíaca (CMIBG), atividade nervosa simpática muscular (MSNA) e norepinefrina plasmática (NE) em postura supina e erecta (Ewing *et al*, 1985; Low,1993; Hering *et al*, 2013; Low *et al*, 2013). Os índices habitualmente utilizados nos testes não invasivos da função autonómica cardíaca incluem: frequência cardíaca em repouso, relação de Valsalva, diferenças de frequência cardíaca durante a respiração profunda, relação E:I, diferença de pressão arterial durante o exercício isométrico e a mudança de postura, relação 30:15, relação de taquicardia e relação de bradicardia (Ewing e Clarke, 1982; Pal *et al*, 2004). Os testes da função autonómica cardíaca atraem globalmente muita atenção devido ao seu significado clínico e à sua relevância no tratamento de doentes com insuficiência autonómica (Low *et al*, 2013).

Em África, o continente predominantemente povoado pela raça negra, apesar das tendências crescentes na prevalência de doenças não transmissíveis com comprometimento significativo comprovado da função autonómica cardíaca e consequente aumento da mortalidade, os dados são escassos no que diz respeito aos valores de referência para os testes não invasivos normalizados da função autonómica cardíaca. Nos poucos centros onde os doentes são avaliados quanto ao comprometimento da função autonómica cardíaca, são utilizados os valores de referência caucasianos para a avaliação dos doentes.

1.2 Declaração do problema de investigação

Existem evidências que sugerem que as funções autonómicas cardíacas variam com a raça. Os doentes com suspeita clínica de neuropatia autonómica cardíaca são avaliados com base nos limites normais estabelecidos para os caucasianos. Os limites normais dos índices cardiovasculares autonómicos ainda não foram estabelecidos na Nigéria, a nação com a maior população de África. Por conseguinte, este estudo foi concebido para determinar os padrões da função autonómica cardíaca e definir os limites normais dos índices cardiovasculares autonómicos em adultos saudáveis de Ile-Ife.

1.3 Objectivos da investigação

O objetivo geral desta investigação foi estudar os padrões das funções autonómicas cardíacas em adultos saudáveis de uma população negra.

Os objectivos específicos da investigação foram os seguintes

a.   avaliar as respostas da pressão arterial e do calor às alterações posturais em indivíduos adultos;

b.   medir as respostas cardiovasculares ao exercício de preensão manual sustentada;

c.   avaliar os efeitos da manobra de Valsalva sobre a frequência cardíaca e os intervalos electrocardiográficos (intervalos RR);

d.   analisar a variação dos impulsos eléctricos cardíacos ao exercício de respiração profunda;

e.   determinar os limites normais das funções autonómicas cardíacas e a prevalência de disfunções autonómicas cardíacas subclínicas; e

f.   determinar as diferenças entre os sexos, caso existam, nas funções autonómicas cardíacas.

1.4 Justificação da investigação

Os testes da função autonómica cardíaca são úteis na avaliação de doentes com doenças que afectam significativamente o sistema nervoso autónomo cardíaco. Uma dessas doenças é a diabetes mellitus, uma das principais causas de morbilidade e mortalidade na Nigéria. A disfunção autonómica cardíaca/anormalidade é uma das principais e mais comuns complicações da diabetes mellitus e um fator de risco de morte súbita em doentes com doenças cardiovasculares. É necessária uma avaliação adequada dos doentes para detetar evidências objectivas de disfunção autonómica cardíaca. Estão disponíveis testes não invasivos normalizados para a avaliação da função autonómica cardíaca, mas os valores de referência baseiam-se em dados caucasianos. Esta investigação foi concebida para fornecer limites normais para os índices autonómicos cardiovasculares na população-alvo.

1.5 Contribuição esperada para o conhecimento

Este estudo foi concebido para fornecer informações sobre os padrões e limites normais das medidas das funções autonómicas cardíacas como base para uma tomada de decisão clínica sólida na gestão de doentes em risco de disfunções autonómicas cardíacas/anormalidades. O estudo também foi concebido para melhorar a interpretação adequada dos testes da função autonómica cardíaca entre os nigerianos adultos.

1.6 Delimitação do estudo

Este estudo foi delimitado a adultos aparentemente saudáveis que (a) têm entre 18 e 40 anos de idade e (b) residem em Ile-Ife.

1.7 Limitações do estudo

Este estudo foi limitado principalmente pelo grupo etário (18 - 40 anos) recrutado para avaliação. Teria sido mais adequado aumentar a faixa etária para incluir pessoas de meia-idade e idosas, especialmente porque a incidência de doenças que afectam o sistema nervoso autónomo aumenta com a idade. Para o fazer, serão necessários mais compromissos financeiros e de tempo, uma vez que a maioria dos participantes pode abandonar o estudo na fase de rastreio devido à presença de doenças cardiovasculares no grupo etário acima dos 40 anos.

1.8 Pressupostos

Para a realização do estudo, partiu-se do princípio de que:

1.   Os participantes foram honestos nas respostas às perguntas sobre os seus dados pessoais, como a idade.

2.   Os indivíduos eram aparentemente saudáveis, com base na ausência de doenças sistémicas, avaliadas através da história clínica, do exame físico e da avaliação da pressão arterial.

1.9 Termos operacionais

Foram definidos operacionalmente os seguintes termos.

Índices de Autonomia Cardiovascular (ACI): Medidas das funções autonómicas cardíacas

Sistema Nervoso Autónomo (SNA): Parte do sistema nervoso periférico que controla as funções viscerais.

Disfunção autonómica cardíaca ou neuropatia: Anomalias do sistema nervoso autónomo cardíaco.

Testes de função autonómica cardíaca (CAFT): Bateria de testes não invasivos para a avaliação do estado de funcionamento das inervações do sistema cardiovascular.

Sistema Nervoso Central (SNC): A parte principal do sistema nervoso que consiste no cérebro, na medula espinal e numa rede complexa de neurónios e é responsável por enviar, receber e interpretar informações de todas as partes do corpo.

Pressão arterial diastólica (PAD): Pressão arterial registada durante a fase de relaxamento ventricular no ciclo cardíaco.

Pressão arterial sistólica (PAS): Pressão arterial registada durante a fase de contração ventricular no ciclo cardíaco.

Frequência de pulso (PR): Frequência do ciclo cardíaco registada a partir da palpação da pulsação arterial radial.

Frequência cardíaca (FC): Frequência do ciclo cardíaco avaliada por auscultação cardíaca ou eletrocardiografia

Produto da pressão de pulso (RPP): Produto da pressão arterial sistólica e da frequência de pulso.

Pressão arterial média (PAM): Média da pressão sanguínea durante todo o ciclo cardíaco e é estimada como a soma da pressão sanguínea diastólica e um terço da pressão de pulso.

Pressão de pulso (PP): Diferença entre a pressão arterial sistólica e a pressão arterial diastólica.

Eletrocardiograma: Registo gráfico das actividades eléctricas cardíacas obtidas a partir da superfície corporal.

Manobra de Valsalva: Esforço contra uma glote fechada.

CAPÍTULO 2

REVISÃO DA LITERATURA

2.1   História do sistema nervoso autónomo

A compreensão do SNA, da sua história, estrutura, funções normais e dos papéis dos seus vários componentes é fundamental para a investigação e gestão das anomalias e disfunções do sistema autonómico. A história do SNA é paralela à descoberta do cérebro, da medula espinhal e dos nervos periféricos (Hare e Hinsey, 1942; Pick, 1970).

Antes do século XIX, os conhecimentos sobre o sistema nervoso autónomo provinham quase totalmente de estudos anatómicos de animais e, após o Renascimento, cada vez mais de dissecções humanas. A partir da dissecação de macacos e porcos e, possivelmente, de observações de doentes feridos, Claudius Galen (129-216 d.C.) descreveu a cadeia ganglionar (simpática), que pensava ter origem no cérebro, e os ramos brancos comunicantes. O anatomista Thomas Willis (1621-1675) descreveu o nervo vago ou errante e designou os nervos ganglionares por "nervos intercostais". Jacobus Winslow (1669-1760) partilhava a mesma opinião que Willis sobre os gânglios, mas introduziu o termo "grande nervo simpático" em vez de "nervos intercostais". O anatomista francês François Xavier Bichat (1771-1802) estabeleceu as diferenças entre as funções somáticas e viscerais do sistema nervoso e também reconheceu a influência das emoções no sistema visceral. Também descreveu os nervos ganglionares como nervos intercostais (Tansey, 1999).

Em meados do século XIX, foram realizados estudos anatómicos e funcionais mais elaborados. A invenção e a utilização do microscópio facilitaram o exame de vários órgãos e tecidos, incluindo o sistema nervoso autónomo. Robert Remak (1815-1865) descobriu fibras simpáticas não mielinizadas e observou que as fibras nervosas das células ganglionares se encontravam no coração e na bexiga. O trabalho experimental de Friedrich Bidder (1810-1894) e Wilhem Volkmann (18001877) avaliou as diferenças quantitativas entre as fibras pós-ganglionares e pré-ganglionares. Revelaram que as fibras pós-ganglionares eram mais numerosas do que as fibras pré-ganglionares. Bidder demonstrou que o curare não inibia o controlo autonómico do coração ou do intestino. Benedict Stilling (1810-1879) cunhou o termo "sistema vasomotor" para as fibras autonómicas das fibras musculares da parede dos vasos sanguíneos. O SNA desempenha um papel crucial na homeostase do corpo através da sua inervação de todas as vísceras, da vasculatura e das glândulas endócrinas. Esta relação crítica foi reconhecida pela primeira vez por Claude Bernard (1813-1878) no seu trabalho intitulado "The Stability of the Milieu Interieur, 1877" (Dinner, 1993). Claude Bernard produziu vasodilatação através da secção do nervo simpático e Edward Brown-Sequard (1817-1894) estimulou a extremidade cortada dos nervos simpáticos seccionados e observou vasoconstrição. As experiências de Ernst Heinrich Weber (1795-1878) e do seu irmão Edward (1806-1871) descobriram que a estimulação vagal parava o batimento cardíaco e introduziram o conceito de inibição na neurofisiologia (Tansey,1999).

A história dos trabalhos experimentais de Walter Gaskell (1847-1914), um fisiologista de Cambridge, foi notável. Os seus trabalhos elucidaram a complexidade anatómica do sistema nervoso autónomo. Delineou claramente o sistema nervoso autónomo em duas saídas morfológica e funcionalmente distintas: a toracolombar (divisão simpática) e a craniossacral (divisão parassimpática), tendo o seu trabalho fornecido a base morfológica para todos os estudos subsequentes sobre o sistema (Gaskell, 1886; Tansey, 1999).

John Newton Langley (1852-1925), fisiologista da Universidade de Cambridge, Inglaterra, e colega de Walter Gaskell, contribuiu imenso para o estudo do SNA. Foi a primeira pessoa a cunhar o termo "sistema nervoso autónomo", em 1898, quando escreveu: "Proponho o termo sistema nervoso autónomo para o sistema simpático e o sistema nervoso aliado dos nervos cranianos e sacrais e para o sistema nervoso local do intestino", tal como consta do seu artigo sobre o gânglio cervical superior (Langley, 1898). Langley J.N. dedicou uma parte substancial da sua carreira à investigação da distribuição e função do sistema nervoso autónomo. Embora aceitasse a classificação de Gaskell do sistema nervoso autónomo em divisões simpáticas e parassimpáticas, considerava as células nervosas dos plexos do trato gastrointestinal como um terceiro componente distinto do SNA, sendo este referido como o sistema nervoso entérico (Tansey, 1999).

Em 1921, Loewi descobriu que o sistema parassimpático afectava o músculo liso através de uma substância que descreveu como "Vagusstoff". Esta substância foi mais tarde reconhecida como acetilcolina, que era libertada pela estimulação do nervo vago (Shield, 1993). Em 1931, Walter B. Cannon (18711945) descreveu a produção de simpaticina, em resposta à estimulação do tronco simpático, que foi mais tarde demonstrada e reconhecida como noradrenalina (Cannon e Bacq, 1931). Estas descobertas forneceram a base bioquímica para a distinção entre a transmissão adrenérgica e a transmissão colinérgica no SNA.

2.2   Anatomia e fisiologia do sistema nervoso autónomo

2.2.1 Organização do sistema nervoso autónomo

O sistema nervoso humano divide-se em sistema nervoso central e sistema nervoso periférico. O sistema nervoso central (SNC) é constituído pelo cérebro e pela medula espinal, enquanto o sistema nervoso periférico se divide em sistema nervoso somático e sistema nervoso autónomo. O sistema nervoso somático tem componentes aferentes (sensoriais) e eferentes (motores) que inervam e controlam o músculo esquelético. O sistema nervoso autónomo (SNA) é predominantemente um sistema eferente que transmite impulsos do SNC para os órgãos periféricos. Os nervos autónomos constituem todas as fibras eferentes que saem do SNC, com exceção das que inervam o músculo esquelético. Historicamente, o SNA foi considerado como um sistema motor eferente puro, mas também engloba corpos celulares aferentes nos gânglios das raízes dorsais e em certos gânglios somáticos/sensoriais dos nervos cranianos. Os axónios das fibras aferentes podem viajar em nervos periféricos somáticos ou em fibras autonómicas especializadas juntamente com as fibras eferentes do SNA. As fibras aferentes do SNA que inervam os barorreceptores e os quimiorreceptores no seio carotídeo e no arco aórtico, respetivamente, são importantes no controlo da frequência cardíaca, da pressão arterial e da atividade respiratória (Shield, 1993).

O SNA tem sido tradicionalmente dividido em duas divisões principais: o sistema nervoso simpático (SNS) e o sistema nervoso parassimpático (SNP), com base em diferenças anatómicas e funcionais (Shield, 1993; Davies *et al*, 2001; Freeman *et al*, 2006). Uma terceira divisão é reconhecida como o SNA entérico. Esta divisão entérica é composta principalmente por neurónios localizados na parede do trato gastrointestinal que funcionam de forma relativamente independente dos sistemas simpático e parassimpático para regular a mobilidade intestinal e a homeostase de fluidos e electrólitos (Wood, 1987). Na anatomia geral, os corpos celulares dos sistemas eferentes SNS e PNS estão localizados no tronco cerebral e na medula espinhal. Em ambos os sistemas, os axónios deixam o sistema nervoso central através dos nervos cranianos ou das raízes ventrais para fazer sinapse em gânglios especializados, onde os neurónios de segunda ordem dão origem a axónios que inervam diretamente as células musculares cardíacas e lisas e controlam a função secretora glandular. Assim, tanto o SNS como o SNP têm fibras pré-ganglionares e pós-ganglionares. O neurotransmissor em todos os terminais pré-ganglionares do SNS e do SNP é a acetilcolina. O neurotransmissor pós-ganglionar do sistema nervoso simpático é a noradrenalina e o neurotransmissor das fibras parassimpáticas pós-ganglionares é a acetilcolina. Uma exceção à regra diz respeito às fibras pós-ganglionares simpáticas das fibras sudomotoras que utilizam a acetilcolina como neurotransmissor (Shield, 1993). Os centros superiores do SNC nos hemisférios cerebrais e nas regiões sub-corticais, especialmente o sistema límbico e o hipotálamo, têm importantes fibras de ligação com o SNA e participam na regulação integrada das funções viscerais e da homeostasia (Loewy, 1990).

O SNA modula a frequência cardíaca, a pressão arterial, a motilidade e a secreção gastrointestinal, o esvaziamento e o enchimento da bexiga urinária e a termorregulação (Guyton e Hall, 2006; McCorry, 2007). O SNA é um sistema eferente que inerva as glândulas, o músculo cardíaco, o músculo liso dos sistemas vascular, respiratório, alimentar, excretor, reprodutor e pilomotor. É essencialmente o componente eferente do sistema neural visceral (Guyton e Hall, 2006).

2.2.2 Desenvolvimento do sistema nervoso autónomo

O sistema nervoso autónomo, incluindo a medula suprarrenal, deriva da crista neural (Marx, 1979). As células da crista neural diferenciam-se em neurócitos primitivos que, em muitos casos, migram longas distâncias para ocuparem as suas posições finais em diferentes partes do corpo. Estas células diferenciam-se em neurónios multipolares, e cada um desenvolve dendritos e um axónio. Os axónios das células ganglionares autonómicas formam as fibras pós-ganglionares (Snell, 1975). Os troncos simpáticos são pares, sendo cada tronco constituído por uma série de gânglios autonómicos ligados por fibras intermédias. Os neurónios dos gânglios aparecem primeiro na região torácica do embrião e estendem-se depois cranialmente para a região cervical e caudalmente para a região lombossacra. Os gânglios simpáticos pré-aórticos e viscerais são formados a partir de neurócitos primitivos que migram para além dos troncos simpáticos. Os axónios pré-ganglionares mielinizados que passam dos nervos espinais para os troncos simpáticos formam os ramos comunicantes brancos e os axónios não mielinizados que passam do gânglio simpático para os nervos espinais formam ramos comunicantes cinzentos (Snell,1975; Kintner,2002).

2.2.2.1 Embriologia do sistema nervoso simpático

Na quinta semana de gestação, as células originárias da crista neural da região torácica migram de cada lado da medula espinhal em direção à região imediatamente atrás da aorta dorsal, onde formam uma cadeia bilateral de gânglios simpáticos segmentarmente dispostos, interligados por fibras nervosas longitudinais. As duas cadeias formam os troncos simpáticos de cada lado da coluna vertebral (Sadler, 2010). A partir da sua posição no tórax, os neuroblastos migram em direção às regiões cervical e lombossacra, estendendo os troncos simpáticos a todo o seu comprimento. Inicialmente, os gânglios estão dispostos segmentarmente, mas essa disposição é posteriormente obscurecida, particularmente na região cervical, pela fusão dos gânglios. Alguns neuroblastos simpáticos migram para a frente da aorta para formar gânglios pré-aórticos, como os gânglios celíacos e mesentéricos (Sadler, 2010). Outras células simpáticas migram para o coração, os pulmões e o trato gastrointestinal, onde dão origem a plexos de órgãos simpáticos. Uma vez estabelecidos os troncos simpáticos, as fibras nervosas originárias da coluna visceroeferente (corno intermédio) dos segmentos toracolombares (T1-L2/3) da medula espinal penetram nos gânglios dos troncos. Algumas dessas fibras fazem sinapse nos mesmos níveis dos troncos simpáticos ou passam através dos troncos para gânglios pré-aórticos ou colaterais. São as chamadas fibras pré-ganglionares. Estas fibras possuem bainhas de mielina e formam os ramos comunicantes brancos. Uma vez que a coluna visceroeferente se estende apenas do primeiro segmento torácico ao segundo ou terceiro segmento lombar da medula espinal, os ramos comunicantes brancos encontram-se apenas a estes níveis (Sadler, 2010).

Os axónios das células ganglionares simpáticas são designados por fibras pós-ganglionares. Estas fibras não possuem bainha de mielina. Passam para outros níveis do tronco simpático ou estendem-se até ao coração, aos pulmões e ao trato intestinal. As fibras pós-ganglionares passam do tronco simpático para os nervos espinais e formam ramos comunicantes cinzentos que se encontram em todos os níveis da medula espinal (Sadler, 2010). **2.2.2.2 Embriologia do sistema nervoso parassimpático**

Os neurónios do tronco cerebral e da região sacral (S2-S4) da medula espinal dão origem a fibras parassimpáticas pré-ganglionares. As fibras provenientes dos núcleos do tronco cerebral viajam através dos nervos oculomotor (III), facial (VII), glossofaríngeo (IX) e vago (X). As fibras pós-ganglionares surgem de neurónios (gânglios) derivados de células da crista neural e passam para as estruturas que inervam (Sadler, 2010).

2.2.3 Anatomia funcional do sistema nervoso autónomo

O sistema nervoso autónomo (SNA) é uma divisão involuntária do sistema nervoso. O SNA influencia a atividade da maioria dos tecidos e sistemas de órgãos do corpo (fig.1a). Contribui de forma significativa para a homeostasia. Algumas das principais funções do SNA incluem a regulação da pressão arterial e do ritmo cardíaco, as respostas gastrointestinais à ingestão de alimentos, a contração da bexiga urinária, o controlo das relações sexuais, a focalização dos olhos e a termorregulação (McCorry, 2007).

No início do século, o fisiologista inglês Langley dividiu o SNA em três partes, utilizando critérios anatómicos. As divisões eram: simpático (motor), parassimpático (motor) e fibras sensoriais aferentes viscerais (Davies *et al*, 2001). Nos anos 70, o sistema entérico, a extensão periférica do SNA para o trato gastrointestinal, foi aceite como uma entidade capaz de funcionar de forma independente (Davies *et al*, 2001). Os sinais autonómicos eferentes são transmitidos aos vários órgãos do corpo através de duas grandes subdivisões: o sistema nervoso simpático e o sistema nervoso parassimpático (Davies *et al*, 2001).

A via final comum a cada um destes dois sistemas motores autónomos é constituída por dois conjuntos de neurónios motores: neurónios pré-ganglionares e pós-ganglionares em sequência. Os corpos celulares dos neurónios pré-ganglionares encontram-se no sistema nervoso central, no tronco cerebral ou na medula espinal, enquanto os seus axónios estabelecem ligações sinápticas com os neurónios pós-ganglionares. Os corpos celulares dos neurónios pós-ganglionares encontram-se fora do sistema nervoso central. A localização dos corpos celulares das fibras pré-ganglionares é a base da subclassificação anatómica do SNA em sistemas simpático e parassimpático. Cada uma destas divisões tem as suas caraterísticas e funções peculiares (Guyton e Hall, 2006). As sinapses entre o neurónio pós-ganglionar autonómico e o tecido efector (junção neuroefector) diferem muito das sinapses neurónio-neurónio. As fibras pós-ganglionares no SNA não terminam num único inchaço como o botão sináptico, nem fazem sinapse diretamente com as células de um tecido. Em vez disso, onde os axónios destas fibras entram num determinado tecido, contêm múltiplas dilatações chamadas varicosidades. Quando o neurónio é estimulado, estas varicosidades libertam neurotransmissores ao longo de um comprimento significativo do axónio e, por conseguinte, numa grande área de superfície do tecido efector. O neurotransmissor difunde-se através do fluido intersticial para onde quer que os seus receptores estejam localizados no tecido. Esta libertação difusa do neurotransmissor afecta simultaneamente muitas células dos tecidos. A eficácia dos neurotransmissores também é facilitada pela presença de junções comunicantes no músculo cardíaco. As junções comunicantes são estruturas especializadas para a comunicação intercelular e a rápida propagação de impulsos eléctricos. A descarga de uma única fibra nervosa autónoma para um tecido efector pode alterar a atividade de todo o tecido (McCorry, 2007).

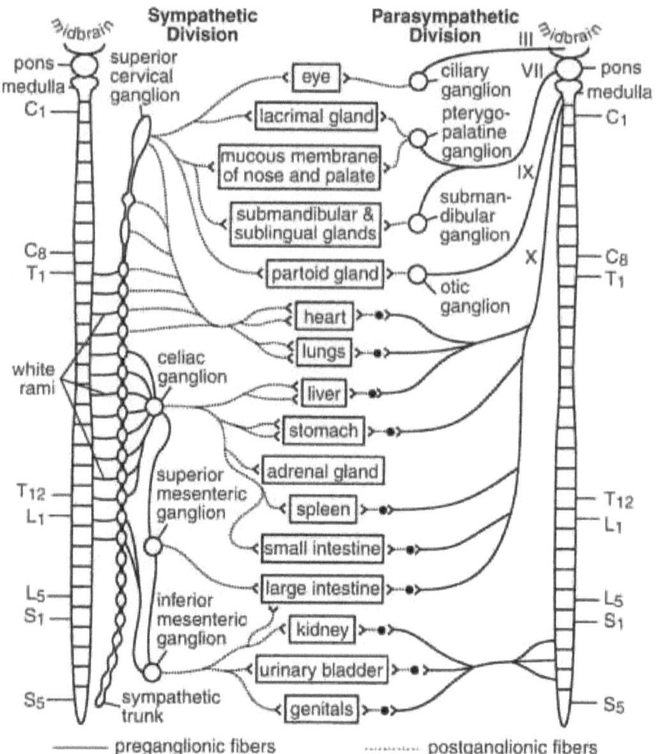

Fig. 1a O sistema nervoso autónomo

C,T, L e S referem-se aos segmentos cervical, torácico, lombar e sacral da medula espinal.

Ill-Nervo oculomotor, VII-Nervo facial, IX-Nervo glossofaríngeo e X-Nervo vago

2.2.3.1 . Sistema nervoso simpático (SNS)

Os neurónios pré-ganglionares do sistema simpático têm origem nas regiões torácica e lombar da medula espinhal (segmento Tl a L2). Quando o plexo braquial é pré-fixado, o fluxo de saída começa no segmento C8, e quando o plexo braquial é pós-fixado, o fluxo de saída começa no segmento T2. Assim, o fluxo de saída do SNS pode às vezes se estender até os segmentos Ll ou L3. Como o fluxo de saída do SNS ocorre tipicamente entre os segmentos Tl e L2, ele tem sido chamado de sistema toracolombar ou fluxo toracolombar. A maioria dos axónios pré-ganglionares do SNS são curtos e fazem sinapse com neurónios pós-ganglionares nos gânglios das cadeias ganglionares simpáticas. Essas cadeias ganglionares, que correm paralelas imediatamente ao longo de cada lado da medula espinhal, consistem em 22 gânglios cada. O neurónio pré-ganglionar pode sair da medula espinal e fazer sinapse com um neurónio pós-ganglionar ao mesmo nível da medula espinal de onde provém. O neurónio pré-ganglionar também pode viajar mais rostral ou caudalmente (para cima ou para baixo) na cadeia ganglionar para fazer sinapse com neurónios pós-ganglionares em gânglios de outros níveis. Um único neurónio pré-ganglionar pode fazer sinapse com vários neurónios pós-ganglionares em muitos gânglios diferentes. A relação global entre as fibras pré-ganglionares e as fibras pós-ganglionares em vários animais varia entre 1:4 e 1:20 (Brooks-Fournier e Coggeshall,1981).Os longos neurónios pós-ganglionares com origem na cadeia ganglionar deslocam-se para o exterior e terminam nos tecidos efectores. Esta divergência do neurónio pré-ganglionar resulta numa estimulação simpática coordenada dos tecidos de todo o corpo. A estimulação simultânea de muitos órgãos e tecidos do corpo é referida como uma descarga simpática em massa (McCorry, 2007). Os neurónios pré-ganglionares podem sair da medula espinal e passar pela cadeia ganglionar sem fazer sinapse com um neurónio pós-ganglionar. Em vez disso, os axónios destes neurónios viajam mais perifericamente e fazem sinapse com neurónios pós-ganglionares num dos gânglios colaterais simpáticos (McCorry, 2007).

Os neurónios pós-ganglionares do sistema simpático viajam dentro dos 3 pares de nervos espinhais. Os nervos espinhais permitem a distribuição das fibras simpáticas para os efectores da pele, vasos sanguíneos e glândulas sudoríparas. A maioria dos vasos sanguíneos inervados no corpo, principalmente arteríolas e veias, recebe apenas fibras nervosas simpáticas. Por conseguinte, o tónus do músculo liso vascular e a transpiração são regulados apenas pelo sistema nervoso simpático (Guyton e Hall, 2006). Além disso, o sistema nervoso simpático inerva os olhos, as glândulas salivares, a membrana mucosa da cavidade oral, as vísceras torácicas (coração e pulmões) e as vísceras das cavidades abdominal e pélvica (Shields, 1993).

Os gânglios simpáticos são classificados em três grupos: paravertebrais (cadeia simpática), pré-vertebrais (colaterais) e terminais (gânglios periféricos). Os gânglios paravertebrais estão dispostos de forma segmentar ao longo da superfície anterolateral da coluna vertebral. Os gânglios de ambos os lados da medula espinal estão ligados entre si por fibras longitudinais, formando as cadeias simpáticas. As duas cadeias estendem-se da base do crânio até ao cóccix (Shields, 1993).

Os gânglios da cadeia simpática dividem-se em quatro grupos: gânglios cervicais, gânglios torácicos, gânglios lombares e gânglios sacrais. Os gânglios cervicais são constituídos por oito (8) gânglios localizados ao longo do segmento cervical da medula espinal. Estão divididos em três grupos: gânglios cervicais superiores, médios e inferiores. O gânglio cervical superior é formado pela fusão dos quatro gânglios cervicais superiores. É o maior gânglio do sistema nervoso autónomo. Recebe fibras pré-ganglionares do primeiro segmento espinal torácico (T1) através dos ramos brancos. As fibras pós-ganglionares deste gânglio irrigam os vasos sanguíneos e as glândulas. O gânglio cervical superior também alimenta o coração através do nervo simpático cervical superior e do plexo cardíaco. O gânglio cervical médio é formado pelo 5º e 6º gânglios cervicais. As suas fibras pré-ganglionares surgem do segmento T1, enquanto as fibras pós-ganglionares irrigam as glândulas sudoríparas. As fibras pós-ganglionares do gânglio cervical médio também irrigam o coração através do nervo simpático cervical médio e do plexo cardíaco. O gânglio cervical inferior é formado pela fusão do 7º e 8º gânglios cervicais. O primeiro gânglio torácico funde-se com o gânglio cervical inferior para formar o gânglio cervicotorácico ou gânglio estrelado. As fibras pré-ganglionares surgem do segmento T1, enquanto as fibras pós-ganglionares formam o plexo em torno da artéria subclávia e também fornecem o coração através do nervo simpático cervical inferior e do plexo cardíaco (Sembulingam e Sembulingam, 2010).

Os gânglios torácicos consistem em doze (12) gânglios simpáticos localizados ao longo do segmento torácico da medula espinal. Os gânglios torácicos recebem fibras pré-ganglionares do segmento torácico da medula espinal. As fibras pós-ganglionares dos gânglios torácicos irrigam o tórax e as vísceras abdominais. Os gânglios lombares são formados por 5 gânglios simpáticos localizados ao longo do segmento lombar da medula espinal. As fibras pré-ganglionares provêm do primeiro e do segundo segmento lombar da medula espinal (Ll e L2). As fibras pós-ganglionares dos gânglios lombares irrigam os órgãos abdominais e pélvicos. Os gânglios sacrais são constituídos por 5 gânglios situados ao longo do segmento sacral da medula espinal. As fibras pré-ganglionares provêm dos segmentos Ll e L2 da medula espinal. As fibras pós-ganglionares dos gânglios sacrais são distribuídas aos vasos sanguíneos e às glândulas sudoríparas do membro inferior. As duas extremidades das cadeias simpáticas convergem e fundem-se na superfície anterior do cóccix e formam uma tumefação terminal conhecida como gânglio coccígeo ou impar coccígeo. O gânglio coccígeo recebe fibras pré-ganglionares dos segmentos Ll e L2 da medula espinal. As fibras pós-ganglionares do gânglio coccígeo são distribuídas para as vísceras abdominais e pélvicas (Sembulingam e Sembulingam, 2010).

Os gânglios pré-vertebrais ou colaterais estão situados no tórax, no abdómen e na pélvis em relação à aorta e aos seus ramos. Os gânglios pré-vertebrais incluem: gânglios celíacos, mesentéricos superiores e inferiores. As fibras pré-ganglionares para os gânglios pré-vertebrais derivam do 5º segmento torácico ao 2º segmento lombar (T5-L2). As fibras pós-ganglionares dos gânglios pré-vertebrais irrigam os órgãos viscerais do tórax, do abdómen e da pélvis. Os gânglios terminais ou periféricos estão situados dentro ou perto das estruturas que inervam. Estes órgãos incluem o coração, os brônquios, o pâncreas e a bexiga urinária (Sembulingam e Sembulingam, 2010).

2.2.3.2 Sistema nervoso parassimpático (SNP)

Os corpos celulares dos neurónios que compõem o sistema eferente do SNP encontram-se em certos núcleos dos nervos cranianos e na coluna celular intermediolateral da medula espinal sacral. As fibras pré-ganglionares são mais longas e mielinizadas. Os seus axónios atingem os neurónios pós-ganglionares no órgão ou próximo do órgão de inervação. As fibras pós-ganglionares são curtas e não mielinizadas. Os neurónios conectores pré-ganglionares têm os seus corpos celulares no tronco cerebral e na região sacral da medula espinal. No tronco cerebral, encontram-se na coluna descontínua de células eferentes viscerais cujos axónios contribuem para os nervos oculomotor (III), facial (VII), glossofaríngeo (IX) e vago (X). O grupo de células está localizado no nível tectal (mesencéfalo) ou bulbar (medula). O grupo de células que formam o núcleo de Edinger-Westphal dos III nervos cranianos dá origem às fibras tectálicas que se projectam para o gânglio ciliar. As fibras pós-ganglionares do gânglio ciliar irrigam as papilas do esfíncter e o músculo ciliar. As fibras pré-ganglionares dos VII, IX e X nervos cranianos provêm dos núcleos presentes na medula oblonga. As fibras pré-ganglionares do VII nervo craniano terminam no gânglio esfenopalatino e no gânglio submaxilar. As fibras pós-ganglionares do gânglio esfenopalatino irrigam as glândulas lacrimais e nasais, enquanto as fibras pós-ganglionares do gânglio submaxilar irrigam as glândulas sublinguais e submaxilares. As fibras parassimpáticas do nervo glossofaríngeo estão localizadas no núcleo inferior ou salivar. As fibras pré-ganglionares da sinapse com os neurónios do gânglio ótico e as fibras pós-ganglionares do gânglio ótico inervam a glândula parótida. Os neurónios parassimpáticos do nervo vago estão localizados no núcleo ambíguo e no núcleo motor dorsal. As fibras pré-ganglionares viajam no nervo vago para o tórax e o abdómen e fazem sinapse nos gânglios integrados nos órgãos-alvo. As fibras pós-ganglionares dos gânglios irrigam os órgãos como o coração, o pâncreas, o fígado, os rins e o trato gastrointestinal até à flexura esplénica do cólon (Sembulingam e Sembulingam, 2010).

O componente sacral do SNP tem origem em neurónios da coluna celular intermediolateral do segundo, terceiro e quarto segmentos sacrais (S2-S4). Estes neurónios dão origem a fibras pré-ganglionares que saem nas raízes ventrais e viajam nos nervos esplâncnicos pélvicos. Fazem também sinapse nos gânglios próximos dos órgãos-alvo. As fibras pós-ganglionares inervam o cólon descendente, o reto, a bexiga urinária e os órgãos sexuais (Shields, 1993).

Cerca de 75 por cento das fibras parassimpáticas estão nos nervos vagos, passando para toda a região torácica e abdominal do corpo. Os nervos vagos inervam o coração, os pulmões, o esófago, o estômago, todo o intestino delgado, a metade proximal do cólon, o fígado, a vesícula biliar, os rins e a parte superior dos ureteres. As fibras parassimpáticas do terceiro nervo craniano inervam o esfíncter papilar e o músculo ciliar do olho. As fibras do sétimo nervo craniano passam para as glândulas lacrimal, nasal e submandibular, enquanto as fibras do nono nervo craniano vão para a glândula parótida. As fibras parassimpáticas sacrais encontram-se nos nervos pélvicos, que atravessam o plexo sacral do nervo espinal de cada lado da medula, ao nível de S2 e S3. Estas fibras distribuem-se depois para o cólon descendente, o reto, a bexiga urinária e as porções inferiores dos ureteres (Guyton e Hall, 2006). Devido à localização dos gânglios terminais do sistema parassimpático dentro do tecido inervado, normalmente há pouca divergência nos efeitos da estimulação parassimpática. Em muitos órgãos, existe uma relação de 1:1 entre as fibras pré-ganglionares e as fibras pós-ganglionares. Por conseguinte, os efeitos do sistema parassimpático tendem a ser mais discretos e localizados (McCorry, 2007). As caraterísticas anatómicas e fisiológicas distintivas dos sistemas simpático e parassimpático foram destacadas nas tabelas la e lb, respetivamente.

Quadro la Diferenças entre os sistemas simpático e parassimpático

Parâmetros	SNS	PNS
Origem	Segmentos toracolombares	Segmentos craniosacrais
Localização dos gânglios	Cadeia paravertebral e gânglios colaterais	Gânglios terminais próximos ou incorporado no objetivo tecido
Fibras pré-ganglionares	Fibras colinérgicas curtas	Fibras colinérgicas longas
Fibras pós-ganglionares	Fibras adrenérgicas longas	Fibras colinérgicas curtas
Rácio de préganglionar/pós-fibras ganglionares	1:20	1:1

Divergência	Grande divergência	Divergência limitada
Gama de actividades	Descarga de massa	Limitado a órgãos distintos
PNPNT	Norepinefrina	Acetilcolina
Atividade predominante	Emergência/exercício	Silêncio/ condições de repouso.

SNS-Sistema nervoso simpático, PNS-Sistema nervoso parassimpático

PNPNT - Neurotransmissor primário no terminal neural pós-ganglionar

Quadro Ib Funções do sistema nervoso autónomo

Órgão	SNS	PNS
Olho		
Aluno	Dilatação	Constrição
Músculo ciliar	Relaxar (visão ao longe)	Constrição (visão de perto)
Glândula lacrimal	Ligeira secreção	Secreção
Glândula parótida	Ligeira secreção	Secreção
Glândula submandibular	Ligeira secreção	Secreção
Coração	Aumento da taxa	Taxa de abrandamento
	Inotropismo positivo	Inotropismo negativo
Pulmões	Broncodilatação	Broncoconstrição
Trato gastrointestinal	Diminuição da motilidade	Aumento da motilidade
Rim	Diminuição da produção	Nenhum
Bexiga	Relaxar o detrusor	Contratura do detrusor
	Contrair o esfíncter	Relaxar o esfíncter
Pénis	Ejaculação	Ereção
Glândulas sudoríparas	Secreção	Transpiração palmar
Músculos piloerectores	Contração	Nenhum
Vasos sanguíneos		
Arteríolas	Contração	Nenhum
Músculo		
Arteríolas	Constrição ou dilatação	Nenhum
Metabolismo	Glicogenólise	Nenhum

2.2.4 A inervação do coração

O coração é inervado por nervos simpáticos e parassimpáticos, e as aferências do pericárdio parietal são também transmitidas através dos nervos intercostais e frénicos. A rede neuronal está sob o controlo dos centros superiores (fig.lb). Os plexos cardíacos abrangem uma vasta rede de nervos simpáticos e parassimpáticos situados na base do coração. Está dividido em duas partes: o plexo cardíaco superficial e o plexo cardíaco profundo (Mauro *et al*, 2009). O plexo cardíaco superficial situa-se na concavidade do arco aórtico, em frente ao ligamento arterioso, enquanto o plexo cardíaco profundo situa-se entre a bifurcação traqueal e o arco aórtico. Os plexos recebem fibras simpáticas pós-ganglionares através do gânglio cervical superior (Pop-Busui, 2010), do gânglio cervical médio e do gânglio cervical inferior dos nervos simpáticos cardíacos e através de ramos dos quatro gânglios simpáticos torácicos superiores. As fibras parassimpáticas pré-ganglionares dirigem-se para os plexos nos ramos cardíacos cervicais dos vagos; fazem sinapse em neurónios pós-ganglionares nos gânglios cardíacos, que se encontram dentro dos plexos cardíacos, e em células ganglionares situadas mais perifericamente, nas paredes dos átrios, especialmente perto dos nódulos sinoatrial e atrioventricular. As fibras viajam dos plexos cardíacos para o coração ao longo dos principais troncos arteriais e venosos. As fibras simpáticas são distribuídas para o nódulo sinoatrial, músculo atrial e ventricular, enquanto as fibras parassimpáticas são distribuídas para o nódulo sinoatrial e ambos os átrios, mas não para o músculo ventricular (Guyton e Hall, 2006). A estimulação simpática produz vasodilatação e a estimulação parassimpática produz vasoconstrição (Moore, 2006).

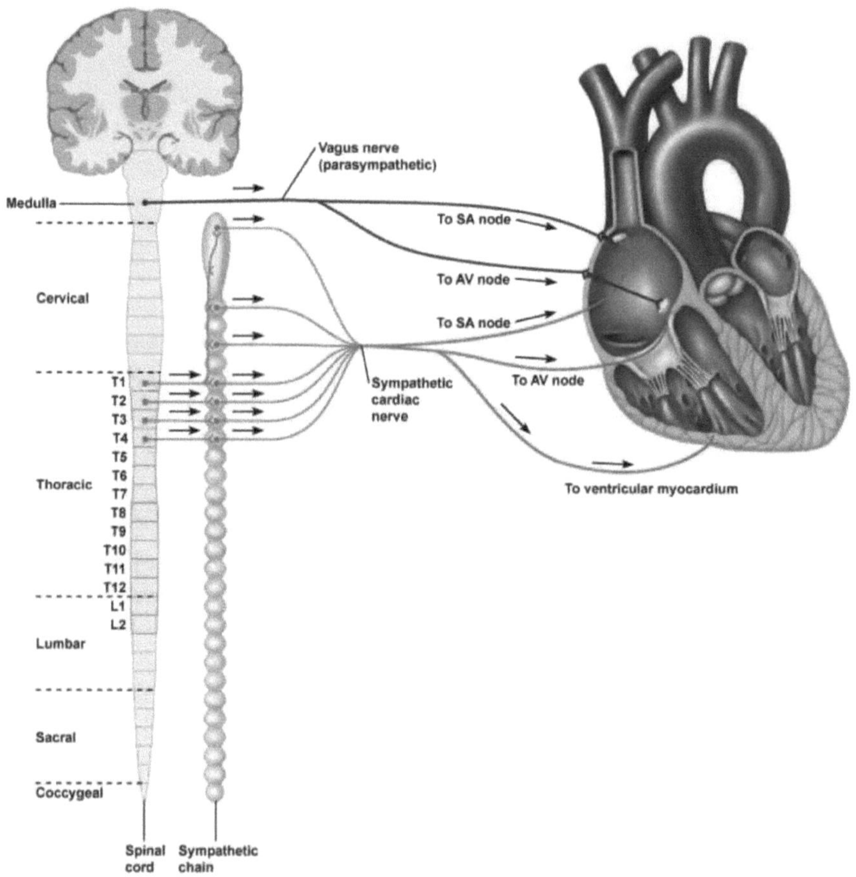

Fig. Ib A inervação do coração

2.2.4.1 A inervação simpática do coração

As fibras simpáticas que inervam o coração são os axónios das células localizadas nas colunas cinzentas laterais (intermediolaterais) dos 4-5 segmentos torácicos superiores da medula espinal. São fibras pré-ganglionares mielinizadas e deixam a medula nas raízes ventrais dos nervos espinais correspondentes. Entram depois nos ramos brancos comunicantes, passando para os gânglios adjacentes nos troncos simpáticos paravertebrais. Alguns são retransmitidos nestes gânglios, mas outros sobem nos troncos até aos gânglios cervicais antes de formarem sinapses com neurónios eferentes ou pós-ganglionares. Os axónios pós-ganglionares não são mielinizados ou são pouco mielinizados, e os axónios para o coração correm nos vários ramos cardíacos dos troncos simpáticos. Assim, na componente simpática do sistema nervoso autónomo, as sinapses entre os neurónios pré-ganglionares e pós-ganglionares encontram-se frequentemente a distâncias consideráveis da estrutura inervada (Mitchell, 1953).

As fibras cardíacas aferentes nos nervos simpáticos são os processos periféricos das células que se encontram nos gânglios das raízes dorsais dos 4-5 nervos espinais torácicos superiores e os processos centrais entram na medula através das raízes nervosas dorsais correspondentes. Aí, formam sinapses com células das colunas posterior e lateral da massa cinzenta. Três pares de nervos simpáticos cardíacos derivam dos gânglios cervicais dos troncos simpáticos, e outros provêm dos gânglios torácicos 4-5 superiores:

O nervo cardíaco simpático cervical superior: origina-se em cada lado da parte inferior do gânglio cervical superior ou do tronco simpático abaixo dele e desce perto do tronco, atrás da bainha carotídea. Geralmente une-se com os ramos cardíacos vagais correspondentes e, à medida que o nervo conjunto desce, comunica através de ramos delgados com os nervos faríngeo, laríngeo, carotídeo, tiroideu e laríngeo recorrente. Na raiz do pescoço, situa-se atrás da artéria subclávia. No lado direito, o nervo passa posterolateral à artéria inominada e ao arco aórtico para o plexo cardíaco. No lado esquerdo, está em contacto com a artéria carótida comum esquerda e curva-se para baixo através do lado esquerdo do arco aórtico até ao plexo cardíaco. Comunica com ramos cardíacos dos gânglios simpáticos cervicais médios e inferiores e, ocasionalmente, une-se a eles ou aos grupos vagais correspondentes de nervos cardíacos.

Nervo(s) cardíaco(s) simpático(s) cervical(is) médio(s): derivado(s) do gânglio cervical médio ou da parte adjacente do tronco simpático, e outros filamentos podem ser-lhe fornecidos pelo gânglio vertebral. Pode dirigir-se de forma independente para o plexo cardíaco, encontrando-se próximo e comunicando com o nervo cardíaco simpático superior, ou pode fundir-se com um ramo cardíaco vagal num ou em ambos os lados a caminho do plexo cardíaco. Está ligado aos ramos traqueal, esofágico e tiroideu dos troncos simpáticos e é frequentemente o maior dos nervos simpáticos (Mitchell, 1953).

Os nervos cardíacos simpáticos cervicais inferiores: são constituídos por um número variável de filamentos provenientes dos gânglios estrelados e da ansa subclávia, sendo pouco frequente um único nervo. Combinam-se muitas vezes entre si ou com outros nervos cardíacos antes de entrarem no plexo cardíaco e, por vezes, os seus ramos inconstantes estão ligados ao delicado feixe de fibras que liga o nervo frénico à ansa subclávia homolateral.

Os nervos cardíacos torácicos: são constituídos por um número variável de filamentos derivados do segundo ao quarto ou, ocasionalmente, do quinto gânglio torácico inclusive. Quando o primeiro gânglio torácico não está fundido com o gânglio cervical inferior, também emite um filamento cardíaco, mas quando um gânglio estrelado não está fundido com o gânglio cervical inferior, também emite uma fibra cardíaca, mas quando um gânglio estrelado está presente, os seus ramos cardíacos inferiores contêm fibras de ambos os gânglios. Os nervos cardíacos torácicos correm para a frente e medialmente e alguns podem entrar diretamente no plexo cardíaco, ou podem unir-se a filamentos vizinhos destinados à traqueia, ao esófago, à aorta ou a estruturas pulmonares e depois separar-se novamente nos seus elementos componentes à medida que se aproximam das estruturas a inervar; isto pode ser demonstrado por microdissecção. As fibras cardíacas torácicas mais baixas estão interligadas com as raízes superiores do nervo para-aórtico (Mitchell, 1953).

2.2.4.2 A inervação parassimpática do coração

As fibras parassimpáticas cardíacas são transportadas nos vagos e nas partes cranianas dos nervos acessórios que os unem. As fibras pré-ganglionares cardíacas são mielinizadas e têm origem no núcleo vagal dorsal e num grupo de células parcialmente associadas ao núcleo ambíguo. Ambos os núcleos são colunas alongadas de células situadas na medula oblonga. As fibras cardíacas são conduzidas até às suas terminações nos nervos vagos e seus ramos, e terminam formando sinapses com neurónios pós-ganglionares em gânglios no plexo cardíaco ou na parede do coração. Os relés sinápticos próximos ou dentro do órgão viscerado são caraterísticos das inervações parassimpáticas e, consequentemente, as fibras pós-ganglionares parassimpáticas são relativamente curtas em comparação com as suas contrapartes simpáticas e mais circunscritas na sua distribuição.

Os aferentes viscerais que terminam nesses núcleos são os processos centrais de células localizadas nos gânglios vagais inferiores, situados nos nervos vagos logo abaixo dos forames jugulares, e os processos periféricos das células são distribuídos através dos vagos e seus ramos para terminações receptoras no coração, grandes vasos e muitas outras estruturas supridas por esses nervos. Depois de emergir do crânio através dos forames jugulares, cada nervo vago desce pelo pescoço na bainha carotídea, situada atrás e entre a veia jugular interna e as artérias carótidas interna e comum.

O nervo vago direito entra no tórax atravessando a primeira parte da artéria subclávia, atrás da veia jugular interna direita, e emite o seu ramo laríngeo recorrente. Descendo posteriormente à veia inominada direita, inclina-se posteromedialmente atrás da veia cava superior e medialmente à veia ázigos para alcançar o lado direito da traqueia e a raiz do pulmão direito.O nervo vago esquerdo entra no tórax entre as artérias carótida comum e subclávia esquerdas, por trás da veia inominada correspondente, e depois alcança a raiz do pulmão esquerdo (Mitchell, 1953).

Os ramos cardíacos parassimpáticos

O padrão geral é evidente e os ramos cardíacos podem ser divididos em três grupos - superior, médio e inferior; todos estão interligados a vários níveis com ramos simpáticos (Mitchell,1953).

Os ramos cardíacos vagais superiores: são duas ou três fibras que deixam o nervo vago na parte superior do pescoço e, após um curto trajeto, juntam-se quase invariavelmente ao nervo cardíaco simpático cervical superior homolateral. Comunicam frequentemente com os ramos vagais faríngeos e laríngeos e, ocasionalmente, com os nervos do seio carotídeo e descendens cervicalis.

Os ramos cardíacos vagais médios: consistem em um a três ramos que surgem no terço inferior do pescoço. Comunicam com os nervos cardíacos simpáticos e podem unir-se a eles, mais frequentemente com os que se originam nos gânglios cervicais médios, vertebrais ou inferiores. Se permanecerem separados, passam diretamente para o plexo cardíaco, situado posterolateralmente à artéria inominada e ao arco aórtico do lado esquerdo. Os ramos curvam-se em torno das raízes das artérias subclávias ou, no lado direito, em torno da artéria inominada, para alcançar a superfície anterior da aorta ascendente, onde ajudam na formação do plexo pré-aórtico

Os ramos cardíacos vagais inferiores: surgem do nervo principal na entrada cérvico-torácica ou na parte superior do tórax. Os ramos cardíacos do nervo laríngeo recorrente direito juntam-se a um ramo derivado do nervo vago no mediastino superior, e este nervo conjunto pode também unir-se a um ou mais nervos simpáticos cardíacos torácicos antes de passar do lado direito do arco aórtico para o plexo cardíaco. No lado esquerdo, um ramo vagal bastante grande geralmente se desprende acima do nível da origem da artéria subclávia esquerda e atravessa o lado esquerdo do arco aórtico até o plexo cardíaco. Para além disso, o nervo laríngeo recorrente esquerdo e as partes do vago que lhe estão próximas emitem invariavelmente um certo número de fibras que terminam na parte adjacente do plexo cardíaco (Mitchell, 1953).

2.2.5 Neurotransmissores e receptores do sistema nervoso autónomo

Os neurotransmissores são substâncias sintetizadas nas varicosidades dos axónios e armazenadas nas vesículas para posterior libertação. Os dois neurotransmissores mais comuns libertados pelos neurónios do SNA são a acetilcolina e a norepinefrina. Os neurónios que libertam acetilcolina são as fibras colinérgicas. Estas incluem todas as fibras pré-ganglionares do SNA, tanto do sistema simpático como do parassimpático; todas as fibras pós-ganglionares do sistema parassimpático; e as fibras pós-ganglionares simpáticas que inervam as glândulas sudoríparas. As fibras nervosas que libertam norepinefrina são designadas por fibras adrenérgicas. A maior parte das fibras pós-ganglionares simpáticas libertam norepinefrina (McCorry, 2007). As células da medula suprarrenal são consideradas como neurónios pós-ganglionares simpáticos modificados. Em vez de um neurotransmissor, estas células libertam hormonas para o sangue. Aproximadamente 20% da produção hormonal da medula suprarrenal é norepinefrina. Os restantes 80% são epinefrina (McCorry, 2007).

Ao contrário dos verdadeiros neurónios pós-ganglionares do sistema simpático, a medula suprarrenal contém uma enzima que metila a norepinefrina para formar epinefrina. A síntese da epinefrina (adrenalina) é reforçada em condições de stress. Estas duas hormonas libertadas pela medula suprarrenal são coletivamente designadas por catecolaminas (McCorry, 2007).

Uma das caraterísticas de um neurotransmissor eficaz é a capacidade de ser inactivado ou removido da sinapse ou da junção neuroefectora. O principal mecanismo utilizado pelas sinapses colinérgicas é a degradação enzimática. A acetilcolinesterase hidrolisa a acetilcolina nos seus componentes colina e acetato em menos de um milésimo de segundo. O mecanismo mais importante para a remoção da norepinefrina da junção neuroefectora é a recaptação deste neurotransmissor pelo nervo simpático que o libertou. A norepinefrina pode então ser metabolizada intraneuronalmente pela monoamina oxidase (MAO). As catecolaminas circulantes (epinefrina e norepinefrina) são inactivadas pela catecolamina O-metiltransferase (COMT) no fígado (Guyton e Hall, 2006)

Os neurotransmissores do SNA e as catecolaminas circulantes ligam-se a receptores específicos nas membranas celulares do tecido efector. Os receptores são classificados em receptores colinérgicos e adrenérgicos. Os receptores colinérgicos são subclassificados em receptores nicotínicos e muscarínicos. Os receptores adrenérgicos são subclassificados em receptores alfa (α) e beta (β). Todos os receptores adrenérgicos e os receptores muscarínicos estão ligados a proteínas G que se encontram na membrana plasmática da célula. A estimulação do recetor provoca a ativação da proteína G e a formação de um segundo mensageiro intracelular. As moléculas intracelulares de segundos mensageiros provocam eventos bioquímicos específicos do tecido dentro da célula que alteram a atividade da célula (McCorry, 2007).

Os receptores nicotínicos estão localizados nos corpos celulares de todos os neurónios pré-ganglionares, tanto do sistema simpático como do parassimpático, nos gânglios do SNA. A acetilcolina libertada por todos os neurónios pós-ganglionares parassimpáticos e por alguns neurónios pós-ganglionares simpáticos que se deslocam para as glândulas sudoríparas liga-se aos receptores muscarínicos. Os efeitos da estimulação dos receptores muscarínicos podem ser inibitórios ou excitatórios, dependendo do tecido afetado. A estimulação dos receptores muscarínicos no miocárdio é inibitória (McCorry, 2007).

Os receptores alfa são os mais abundantes dos receptores adrenérgicos e são subclassificados em receptores α_1 e α_2. Os receptores alfa têm várias funções em comum, que incluem: vasoconstrição das artérias coronárias (Woodman e Vatner, 1987) e vasoconstrição das veias (Elliott, 1997). Os receptores α_1 estão mais amplamente distribuídos nos tecidos efectores. Em geral, o recetor α_1 está localizado pós-sinapticamente, enquanto o recetor α_2 está localizado pré-sinapticamente (Shields, 1993). A estimulação do recetor α_1 leva ao aumento do cálcio intracelular, à vasoconstrição e ao aumento da secreção glandular (Schmitz *et al.*, 1981). Os receptores α_2 não estão amplamente distribuídos nos tecidos efectores como os receptores α_1. A estimulação dos receptores α_2 leva a uma diminuição do monofosfato de adenosina cíclico (AMPc) e a efeitos inibitórios no músculo liso vascular e na secreção glandular. Os receptores α_2 também estão localizados nas varicosidades dos neurónios pós-ganglionares. A estimulação pré-sináptica dos receptores α_2 resulta na inibição da libertação de norepinefrina pelos neurónios pós-ganglionares simpáticos (McCorry, 2007).

Os receptores beta são subclassificados em três subtipos: receptores β_1, β_2 e β_3. A estimulação de cada tipo de recetor β leva a um aumento do AMPc intracelular e o efeito pode ser inibitório ou excitatório, dependendo do tecido efector envolvido. Os receptores β_1 são os principais receptores adrenérgicos no coração. Embora uma pequena percentagem dos receptores adrenérgicos no miocárdio sejam receptores β_2. A estimulação de ambos os tipos de receptores β é excitatória para o coração. Tanto a epinefrina como a norepinefrina têm igual afinidade para os receptores β_1. A estimulação dos receptores β_2 nos músculos lisos vasculares e das vias respiratórias resulta em vasodilatação e broncodilatação, respetivamente. Os receptores β_2 têm mais afinidade para a epinefrina do que para a norepinefrina. Os receptores β_3 estão localizados principalmente no tecido adiposo e a sua estimulação provoca adipólise. Os receptores β_3 têm maior afinidade pela norepinefrina do que pela epinefrina (Guyton e Hall, 2006; McCorry, 2007).

2.2.6 Integração das funções autonómicas nos centros superiores

A integração da função do sistema nervoso autónomo pelos centros superiores é conseguida através de uma interação complexa entre os nervos corticais, do tronco cerebral e periféricos. Os principais centros neuronais envolvidos nesta interação incluem o sistema límbico, o hipotálamo, o núcleo do trato solitário (NTS), o núcleo ambíguo, o núcleo motor dorsal do vago, o núcleo dorsal da rafe, os núcleos da formação reticular medular, o locus ceruleus e o córtex sensorial e motor primário (Spokes, 1988). O hipotálamo tem sido considerado como o principal centro superior de integração da função do SNA. Recebe uma vasta gama de aferências sensoriais, bem como importantes ligações do sistema límbico e do córtex sensório-motor. O hipotálamo exerce o seu efeito através da sua interação com a hipófise e o sistema endócrino, bem como através de vias descendentes para o mesencéfalo e, subsequentemente, nas vias reticuloespinhais descendentes da ponte e da medula para interneurónios na medula espinhal que influenciam as células intermediolaterais. O NTS tem duas partes: a área viscerotrófica e a área comissural. A área viscerotrófica específica do NTS está organizada para receber impulsos aferentes de vísceras específicas e é um centro de integração importante para a atividade reflexa, ao passo que a área comissural é importante como estação de retransmissão para centros corticais superiores no hipotálamo e nos sistemas límbicos (Jordan e Spyer, 1986; Loewy, 1990). Para além do papel do hipotálamo e do sistema límbico na integração da função do SNA, estas estruturas são também centros importantes para o controlo da emoção e dos comportamentos motivacionais relacionados com a fome, a sede, a raiva, o desejo sexual e a aprendizagem (Shields, 1993).

2.2.7 Barorreflexo arterial

Os barorreceptores arteriais são sensores de pressão localizados no seio carotídeo e no arco aórtico. Em 1863, Marey descreveu pela primeira vez a relação inversa entre a frequência cardíaca e a pressão arterial. Estabeleceu o princípio fundamental do controlo barorreflexo da pressão arterial (Fadel e Raven, 2012). Os barorreceptores da carótida e do arco aórtico são constituídos por terminações nervosas livres não encapsuladas localizadas na borda medial-adventícia dos vasos sanguíneos na bifurcação do seio carotídeo e no arco aórtico, respetivamente (Sheehan *et al*, 1941). O sistema barorreflexo arterial desempenha um papel importante na prevenção de flutuações amplas da pressão arterial a curto prazo (fig.1c). A desnervação dos barorreceptores arteriais em animais resulta num aumento a curto prazo da variabilidade da pressão arterial (Cowley *et al*, 1973). Os barorreceptores arteriais fornecem ao SNC um fluxo contínuo de informações sobre as alterações da pressão arterial que são detectadas pelos receptores de estiramento na parede dos seios carotídeos e do arco aórtico. Desempenham um papel fundamental nos rápidos ajustamentos reflexos que acompanham as tensões cardiovasculares agudas (Fadel *et al*, 2003). Estes mecanorreceptores funcionam como sensores de um sistema de controlo de feedback negativo que responde a alterações da pressão sanguínea de batimento a batimento, alterando reflexivamente o fluxo neural autonómico para ajustar o débito cardíaco e a resistência vascular periférica total. Os aumentos ou diminuições da pressão arterial provocam uma alteração conformacional nos barorreceptores, levando a alterações no disparo neuronal aferente (Fadel *et al*, 2003). Um ramo do nervo glossofaríngeo "o nervo de Hering" transporta impulsos dos barorreceptores carotídeos, enquanto pequenos ramos vagais transportam impulsos dos barorreceptores aórticos. Estes sinais aferentes convergem centralmente no núcleo do trato solitário da medula oblonga (Aicher e Randich, 1990).

A ativação dos barorreceptores arteriais por um aumento da pressão arterial sistémica leva a um aumento da descarga dos neurónios vagais cardio-inibitórios e a uma diminuição da descarga dos neurónios simpáticos, tanto no coração como nos vasos sanguíneos periféricos, resultando em bradicardia, diminuição da contratilidade cardíaca e diminuição da resistência vascular periférica e do retorno venoso (Kirchheim,1976). Por outro lado, uma diminuição da pressão arterial sistémica provoca a desativação dos barorreceptores com o subsequente aumento da atividade simpática e da inibição vagal, levando a taquicardia e a um aumento da contratilidade cardíaca, da resistência vascular e do retorno venoso (Rovere *et al*, 2008).

Existem diferenças significativas no tempo de atraso da resposta mediada pelos eferentes parassimpáticos e simpáticos. Após um rápido aumento da pressão arterial, a ativação parassimpática produz uma reação imediata em 200-600ms (Thames e Kontos, 1970; Pickering e Davis, 1973; Coleman, 1980). Pelo contrário, a reação à ativação simpática cardíaca e vasomotora ocorre com um atraso de 2-3s e atinge o efeito máximo mais lentamente. Portanto, a capacidade do barorreflexo para controlar a frequência cardíaca numa base batimento a batimento é exercida através da atividade vagal e não da simpática. Em condições fisiológicas e com níveis normais de pressão arterial, os barorreceptores estão constantemente activos e exercem uma inibição contínua da atividade eferente simpática (Rovere *et al*, 2008).

Muitas estruturas neurais centrais, bem como factores humorais, comportamentais e ambientais, estão envolvidos na regulação do sistema cardiovascular e contribuem para o funcionamento do barorreflexo. A respiração interage continuamente com a modulação barorreflexa da frequência cardíaca através dos receptores de estiramento pulmonar. A inspiração diminui enquanto a expiração aumenta a estimulação dos barorreceptores das neurónios motores vagais, um fenómeno conhecido como porta respiratória (Eckberg e Orshan, 1977). As doenças cardiovasculares são frequentemente acompanhadas por um comprometimento dos mecanismos barorreflexos, com uma redução da atividade inibitória e um desequilíbrio no fluxo fisiológico simpático-vagal para o coração, resultando assim numa ativação adrenérgica crónica. O comprometimento do barorreflexo tem sido documentado em doenças cardiovasculares como a hipertensão, a doença arterial coronária, a insuficiência cardíaca e o enfarte do miocárdio (Rovere *et al*, 2008).

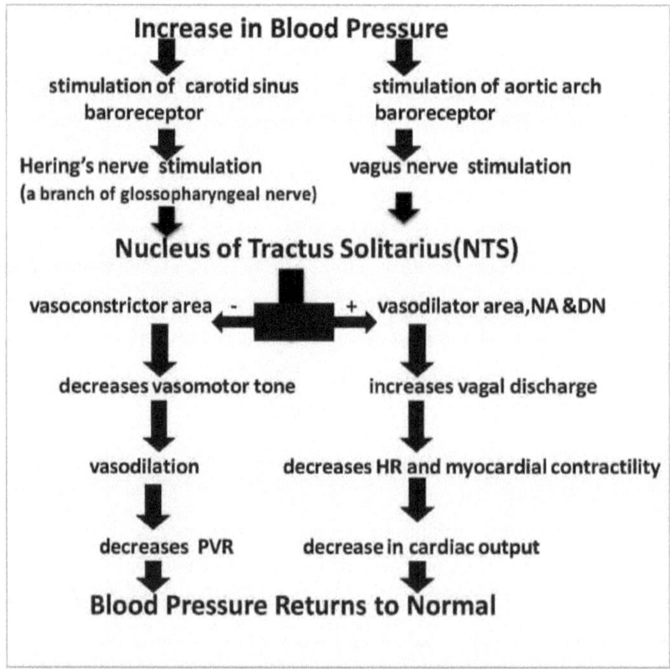

Fig.lc Sistema barorreflexo arterial

FC-Frequência Cardíaca, NA-Núcleo Ambíguo, DN-Núcleo Dorsal,

RVP - Resistência vascular periférica

2.3 Eletrocardiograma

O eletrocardiograma (ECG) é o registo gráfico das actividades eléctricas do coração obtido na superfície do corpo. É um exame básico não invasivo com grande aplicação na prática médica (Fisch, 2000). O ECG é útil na avaliação das actividades eléctricas cardíacas e, em certa medida, das estruturas cardíacas. O ECG foi reconhecido como o procedimento de diagnóstico cardiovascular mais frequentemente efectuado na prática clínica (Fye, 1995; Kligfield, 2002).

2.3.1 História do eletrocardiograma

Um fisiologista britânico, Augustus D. Waller, da St Mary's Medical School, em Londres, publicou o primeiro eletrocardiograma (ECG) humano. Utilizou um eletrómetro capilar de Thomas Goswell, um técnico de laboratório, para registar o ECG (Waller, 1887). Dois fisiologistas britânicos, William Bayliss e Edward Starling, da University College London, melhoraram o eletrómetro capilar e registaram variações trifásicas que acompanhavam cada batimento cardíaco (Bayliss e Starling, 1891).

Utilizando um eletrómetro melhorado, Willem Einthoven, um fisiologista e médico holandês, também registou o ECG e distinguiu cinco deflexões discretas que designou por P, Q, R, S e T (Einthoven, 1895). Contribuiu imensamente para a melhoria do estudo do ECG ao inventar o galvanómetro de corda, um instrumento mais sensível para o registo do ECG. Com este instrumento, Einthoven publicou a primeira apresentação organizada do ECG normal e anormal registado com o galvanómetro de cordas. Descreveu a hipertrofia ventricular esquerda e direita, a hipertrofia atrial esquerda e direita, a onda U, o entalhe do QRS, os batimentos ectópicos ventriculares, o flutter atrial e o bloqueio cardíaco total (Einthoven, 1906). Em 1912, Einthoven descreveu um triângulo equilátero formado pelas suas derivações padrão I, II e III (Einthoven, 1912). Em 1924, Einthoven foi galardoado com o Prémio Nobel da Fisiologia e Medicina pela invenção do eletrocardiógrafo (máquina de ECG), uma ferramenta muito útil no estudo do ECG no laboratório e nos hospitais (Barold, 2003).

2.3.2 O sistema elétrico cardíaco

O mistério sobre a origem e a via de propagação dos impulsos eléctricos cardíacos gerou muitas controvérsias e debates no século XIX. No entanto, os anatomistas e fisiologistas adquiriram mais conhecimentos sobre o sistema elétrico cardíaco com a descoberta das fibras de Purkinje em 1839, do feixe de His em 1893, dos ramos do feixe em 1904, do nódulo atrioventricular em 1906 e do nódulo sinoatrial em 1906 (James,1982; Silverman *et al*, 2006). O sistema elétrico cardíaco (Fig.2) é constituído pelas seguintes estruturas anatómicas, por ordem de localização, desde as aurículas até aos ventrículos, através da junção atrioventricular: nódulo sinoatrial, fibras internodais e intra-atriais, nódulo atrioventricular, feixe de His, ramos do feixe, fascículos e fibras de Purkinje (Rubart e Zipes, 2008; Silverman *et al*, 2006).

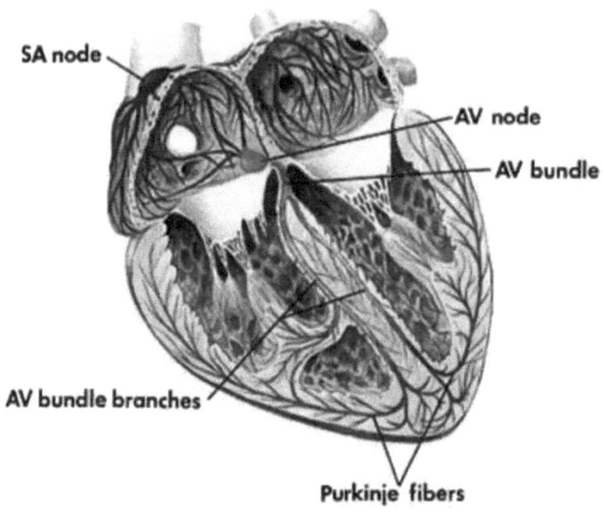

Fig. 2 O sistema elétrico cardíaco

Nó AV : Nó atrioventricular, feixe AV: feixe atrioventricular ou feixe de His

Ramos do feixe AV: ramos do feixe atrioventricular

2.3.2.1 Nó sinoatrial (Nó de Keith-Flack)

O nódulo sinoatrial dos mamíferos, anteriormente designado por nódulo sinoauricular, foi descoberto por Sir Arthur Keith, um médico e anatomista, em conjunto com Martins Flack, em 1906. Na procura da origem anatómica do impulso cardíaco no seu laboratório, situado na zona rural de Kent, Sir Arthur Keith recrutou Martin Flack, que era então um jovem estudante de medicina no Hospital de Londres, para o ajudar no laboratório. Ambos embarcaram no estudo microscópico para encontrar o local exato. Martin Flack acabou por descobrir uma estrutura invulgar na junção da veia cava superior com a aurícula direita no coração de uma toupeira que diferia das células musculares circundantes enquanto Sir Arthur Keith estava fora do laboratório. Quando Arthur Keith regressou ao laboratório, com base na sua experiência no terreno, estabeleceu que a estrutura identificada por Martin Flack era efetivamente o nódulo sinoauricular, o local de origem do impulso cardíaco (Silverman *et al*, 2006; Boyett e Dobrzynski, 2007). Esta grande descoberta foi publicada numa reputada revista de Anatomia e Fisiologia (Keith e Flack, 1907).

No coelho, foi estabelecido que as células do nódulo sinoatrial que constituíam a fonte dos verdadeiros potenciais de pacemaker eram as células pálidas (P) (Taylor *et al*, 1978). Por isso, as células P foram chamadas de células marcapasso no nó sinoatrial. Essas células possuíam a propriedade inerente de despolarização e repolarização espontâneas, conhecida como automaticidade (Taylor *et al*, 1978).

O nódulo sinoatrial humano é uma estrutura fusiforme composta por uma matriz de tecido fibroso com células bem compactadas. Tem 1,0cm a 2,0cm de comprimento e 0,2cm a 0,3cm de largura. Situa-se a menos de 0,1 cm da superfície epicárdica, lateralmente no sulco terminal da aurícula direita, na junção da veia cava superior com a aurícula direita (Rubart e Zipes, 2008). A artéria do nódulo sinoatrial é um ramo da artéria coronária direita em 55-60% dos casos, enquanto em 40-45% dos casos, emana da artéria coronária circunflexa esquerda (Rubart e Zipes, 2008).

2.3.2.2 Vias internodais

As vias internodais incluem as vias anterior, média e posterior. A via anterior começa na margem anterior do nódulo sinoatrial e curva-se anteriormente em torno da veia cava superior para entrar na banda interatrial anterior chamada feixe de Bachmann. Esta banda continua através da aurícula esquerda e, com a via internodal anterior, entra na margem superior do nódulo atrioventricular (Rubart e Zipes, 2008). A via internodal média começa na margem superior e posterior do nódulo sinoatrial, viaja atrás da veia cava superior até a crista do septo interatrial e desce no septo interatrial até a margem superior do nódulo atrioventricular (Rubart e Zipes, 2008). A via internodal posterior começa na margem posterior do nódulo sinoatrial, viaja posteriormente ao redor da veia cava superior e ao longo da crista terminal até a crista de Eustáquio e depois para o septo interatrial acima do seio coronário, onde se junta à porção posterior do nódulo atrioventricular (Rubart e Zipes, 2008).

2.3.2.3 Nó atrioventricular

O nódulo atrioventricular, também designado por nódulo de Aschoff-Tawara, foi descoberto por Sunao Tawara, um patologista japonês. Ele fez a descoberta no Instituto de Anatomia Patológica de Ludwig Aschoff, em Marburg, na Alemanha. Ludwig Aschoff, um patologista reconhecido internacionalmente, estava interessado na fisiopatologia da insuficiência cardíaca, com ênfase no seu controlo nervoso, no miocárdio e nas válvulas. Pediu a Tawara que efectuasse o exame histológico de 150 corações com miocardite. Durante o processo, Tawara fez um estudo mais abrangente do sistema de condução e descobriu por acaso o nódulo atrioventricular no terminal auricular do feixe de His (Silverman *et al*, 2006). Esta descoberta foi reconhecida por Ludwig Aschoff, o seu mentor, que providenciou a sua publicação numa monografia que foi inicialmente escrita em alemão, mas agora traduzida para inglês (Tawara, 2000).

O nódulo atrioventricular é um tecido compacto que mede 0,2 cm por 0,3 cm por 0,5 cm. Está localizado no triângulo de Koch (Ho e Anderson, 2000). O triângulo é delimitado anteriormente pelo anel septal da válvula tricúspide, posteriormente pelo tendão de Todaro e inferiormente pelo óstio do seio coronário (Ho e Anderson, 2000). O nódulo atrioventricular atrasa o impulso durante cerca de 0,07s para permitir a sincronia atrioventricular. As fibras na parte inferior do nó atrioventricular podem apresentar formação automática de impulsos (Dobrzynski *et al*, 2003).

2.3.2.4 Pacote dos seus

A primeira sugestão de um feixe muscular especial como responsável pela condução atrioventricular foi feita por Wilhelm His Jr, um cardiologista suíço (His, 1893). O feixe de His consiste em grandes fibras especializadas originadas da extremidade inferior da junção atrioventricular. O feixe de His percorre o lado direito do septo interventricular e depois divide-se em ramos esquerdo e direito (Silverman *et al*, 2006).

2.3.2.5 Ramos e fascículos do feixe

O ramo direito tem cerca de 4,5 cm de comprimento no adulto. É fino, não dividido e termina ao nível do papilar anterior do ventrículo direito, onde se ramifica em fibras de Purkinje. O ramo esquerdo tem duas divisões principais, o fascículo posterior esquerdo e o fascículo anterior esquerdo. O fascículo posterior esquerdo supre a superfície póstero-inferior do ventrículo esquerdo, enquanto o fascículo anterior esquerdo supre a superfície ântero-superior do ventrículo esquerdo. Ambos os fascículos ramificam-se para formar as fibras de Purkinje. O ventrículo direito é ativado ligeiramente antes do esquerdo, mas a contração de ambos os ventrículos é síncrona (Chugh, 2006).

2.3.2.6 Fibras de Purkinje

As fibras de Purkinje foram a primeira secção do sistema elétrico cardíaco a ser descoberta. A descoberta foi feita por Johannes Evangelista Purkinje, um professor de fisiologia e patologia em Breslau, na Prússia Oriental, em 1839. Ele descreveu o tecido especializado como uma rede de fibras cinzentas, planas e gelatinosas no subendocárdio ventricular do coração de ovelha. As fibras eram compostas por numerosos calos com núcleos reunidos firmemente numa forma poliédrica (Silverman *et al*, 2006). Nos seres humanos, as fibras de Purkinje estão localizadas nas paredes ventriculares internas do coração, logo abaixo do endocárdio. Estas fibras são fibras miocárdicas especializadas que conduzem o impulso elétrico que permite ao coração contrair-se de forma coordenada (Rubart e Zipes, 2008).

2.3.3 Potencial de ação cardíaco

O ECG é um registo gráfico da soma temporal dos potenciais de ação celular nos átrios e nos ventrículos (Gordon, 2008). Os potenciais de ação ocorrem como resultado de movimentos iónicos passivos e activos através da membrana celular através de canais iónicos (Rubart e Zipes, 2008). Os principais iões envolvidos na geração e propagação dos impulsos eléctricos cardíacos são os iões sódio (Na^+), potássio (K^+), cálcio (Ca^{2+}) e cloreto (CT) (Rubart e Zipes, 2008). A diferença entre as concentrações intracelular e extracelular de iões de sódio (Na^+) e de iões de potássio (K^+) permite que os iões se movam passivamente através dos canais iónicos passivos na membrana celular devido aos seus gradientes de concentração. A adenosina trifosfatase de sódio-potássio (ATPase) na membrana celular bombeia ativamente o potássio para o interior da célula e expulsa o sódio para fora da célula. Por cada três iões Na^+ exportados para fora da célula, dois iões K^+ são importados para o interior da célula (Opie, 2008). Os iões de sódio e de cálcio são os principais transportadores da corrente despolarizante, tanto nos átrios como nos ventrículos, enquanto a corrente repolarizante é predominantemente gerada pelo movimento dos iões de potássio (Gordon, 2008).

2.3.3.1 Potencial de ação das células do miocárdio

O potencial de ação da célula miocárdica é central no processo de propagação dos impulsos eléctricos cardíacos. O potencial transmembranar da célula miocárdica tem cinco fases (fig.3): fase 0, upstroke ou despolarização rápida; fase 1, repolarização rápida inicial; fase 2, plateau; fase 3, repolarização rápida final; e fase 4, potencial de membrana em repouso (Rubart e Zipes, 2008).

2.3.3.2   Fases do potencial de ação das células do miocárdio

Fase 0: Esta é a fase de despolarização rápida. Esta é a primeira fase do potencial de ação. Deve-se ao rápido influxo de Na^+ para o interior das células, em resultado do aumento súbito da condutância de Na^+.

Fase 1: Esta fase é designada por repolarização rápida precoce. Esta fase começa com a inativação do canal de sódio rápido. A corrente de saída líquida transitória que causa a pequena deflexão descendente do potencial de ação deve-se ao movimento dos iões K^+ e Cl^-.

Fase 2: Esta é a fase de planalto. Deve-se principalmente ao movimento de entrada de iões Ca^{2+} através dos canais de cálcio do tipo L e ao movimento de saída de K^+ através dos canais de potássio de retificação lenta e retardada.

Fase 3: Caracteriza-se por uma repolarização final rápida. Esta fase do potencial de ação é devida ao efluxo de iões K^+ para fora da célula

Fase *4:* Este é o potencial de membrana em repouso. Existe uma quiescência eléctrica na diástole com um potencial transmembranar de aproximadamente -90mV. Com este estado, o interior da célula é cerca de 90mV mais negativo em relação ao exterior da célula devido à diferença de gradiente iónico entre os compartimentos intracelular e extracelular. As células do miocárdio permanecem nesta fase até serem estimuladas por um estímulo elétrico externo (Rubart e Zipes, 2008).

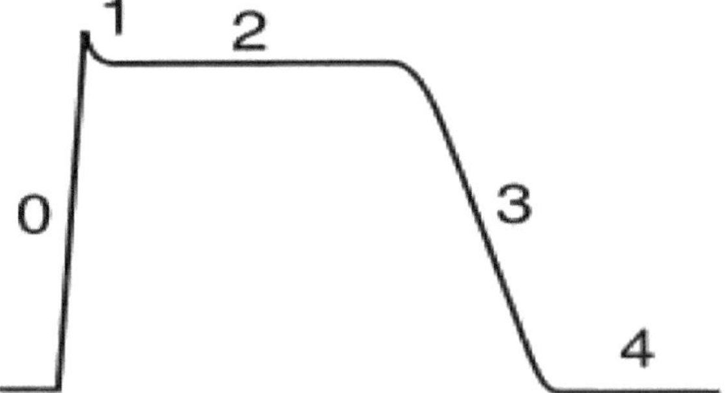

Fig. 3 Fases do potencial de ação da célula do miocárdio

0 representa a fase **0** (upstroke ou despolarização rápida); **1** representa a fase 1 (repolarização rápida inicial); **2** representa a fase 2 (Plateau); **3** representa a fase 3 (repolarização final) e **4** representa a fase 4 (potencial de membrana em repouso).

2.3.4 Eléctrodos cardíacos, sistema de derivação e papel de gráfico de ECG normalizado

Os eléctrodos cardíacos são contactos eléctricos colocados em pontos específicos da superfície do corpo para registar os impulsos eléctricos cardíacos. As derivações registam o potencial elétrico entre dois eléctrodos na superfície do corpo. São fixados dez eléctrodos à superfície do corpo para produzir um ECG normal de 12 derivações. Estes incluem: seis eléctrodos no peito e quatro eléctrodos nos membros (Kligfield *et al*, 2007).

O ECG de 12 derivações padrão (Pipberger *et al*, 1975) consiste em três derivações bipolares padrão do membro ou de Einthoven (I, II e III), três derivações aumentadas do membro ou de Goldberger (aVF, aVL e aVR) e seis derivações torácicas ou de Wilson (V1-V6). As derivações torácicas e aumentadas foram derivadas das modificações das derivações bipolares padrão dos membros (Goldberger,1942).

As 12 derivações padrão também são classificadas com base nas áreas do coração onde registam os impulsos eléctricos. Com esta classificação, existem: derivações inferiores, laterais esquerdas, da cavidade direita e do septo. As derivações inferiores incluem: as derivações II, III e aVF que registam os impulsos eléctricos cardíacos a partir da superfície diafragmática do coração. As derivações laterais esquerdas incluem: derivações 1, aVL, V5, V6, que registam os impulsos eléctricos cardíacos da parede lateral esquerda do coração. As derivações da cavidade direita incluem: as derivações V1, V2 e aVR, que registam os impulsos eléctricos cardíacos do ventrículo direito, enquanto as derivações septais incluem: as derivações V3 e V4, que registam os impulsos eléctricos cardíacos do septo interventricular (Goldberger, 1942).

A preparação da pele através de limpeza, depilação, abrasão suave e aplicação de gel de ultra-sons pode ser efectuada, se necessário, antes da colocação dos eléctrodos na superfície do corpo. Isto é importante para melhorar a qualidade do ECG, eliminando simultaneamente o artefacto eletrocardiográfico (Benson, 1968 eθlson *et al*, 1979).

O papel de gráfico de ECG (fig.4) está dividido em caixas pequenas e grandes, medindo 1 por 1 mm e 5 por 5 mm, respetivamente. A medição do tempo no papel gráfico é efectuada horizontalmente, enquanto a medição da tensão é efectuada verticalmente. O eletrocardiógrafo funciona normalmente a uma velocidade padrão do papel de 25mm/s. A esta velocidade, 1mm no papel gráfico representa 0,04s (40ms) e 0,1mV nos eixos horizontal e vertical, respetivamente (Guyton e Hall, 2006; West, 1990).

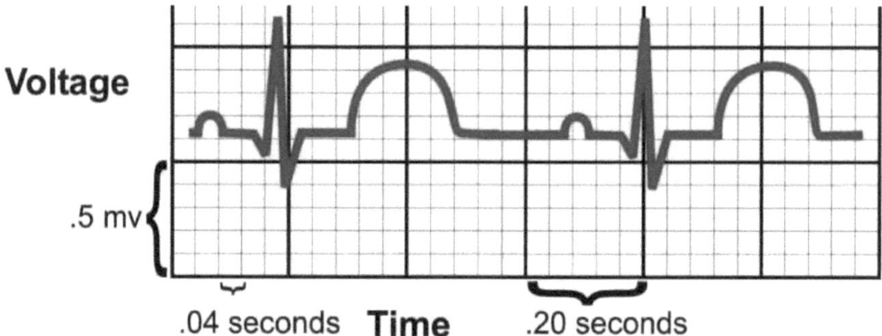

Fig. 4 Papel de gráfico ECG com dois complexos QRS

Velocidade do papel: 25mm/s; sinal de calibração: 10mm/mV

2.4 Neuropatia autonómica cardíaca (NAC): Um marcador de risco cardiovascular

O SNA, através das divisões simpática e parassimpática, fornece e influencia todos os órgãos do corpo. Integra intimamente processos vitais como a frequência cardíaca, a pressão arterial, a contratilidade do miocárdio e, consequentemente, desempenha um papel importante na regulação do sistema cardiovascular (Kempler, 2003).

A CAN é uma complicação comum da diabetes mellitus. Em 1892, Eichorst sugeriu que a taquicardia persistente em doentes diabéticos poderia dever-se a danos no nervo vago (Eichorst, 1892). No entanto, durante muitos anos, a disfunção do nervo autónomo foi considerada uma complicação interessante mas rara. A comunicação entre o obstetra Timothy Wheeler e o diabetologista Peter J. Watkins, em 1972, segundo a qual a perda da variação da frequência cardíaca no feto in utero poderia dever-se a uma hipoxia dos centros autonómicos, levou a que se pensasse em utilizar um monitor de frequência cardíaca fetal para avaliar se a variabilidade da frequência cardíaca batimento a batimento estava alterada em doentes diabéticos com neuropatia (Weiling *et al*, 1997). Subsequentemente, foi registada uma diminuição significativa da variabilidade da frequência cardíaca batimento a batimento em dois estudos importantes (Ewing *et al*, 1973; Wheeler *et al*, 1973).

A patogénese da NAC é geralmente mal compreendida. Na neuropatia diabética, têm sido implicados factores metabólicos e vasculares. A redução do fluxo sanguíneo endoneural e da tensão de oxigénio, acompanhada de um aumento da resistência vascular, foi demonstrada em estudos experimentais após a indução da diabetes mellitus. O fluxo sanguíneo deficiente e a derivação arteriovenosa na neuropatia diabética humana foram demonstrados por fotografia do nervo e angiografia fluoresceínica (Tesfaye *et al*, 1993). As alterações metabólicas incluem a hiperatividade da via dos polióis, o stress oxidativo, o aumento da glicação avançada e a diminuição do metabolismo dos ácidos gordos essenciais. Estes efeitos são exacerbados pelo enfraquecimento do suporte trófico. Foi relatado que a hiperglicemia diminui a atividade do diacilglicerol e da proteína quinase C nos nervos periféricos (Kempler, 2003). O óxido nítrico pode ser o elo de ligação entre as hipóteses metabólicas e vasculares da neuropatia diabética. Os efeitos metabólicos precoces podem diminuir a síntese de óxido nítrico no endotélio vascular ou nos gânglios simpáticos, levando à diminuição do fluxo sanguíneo. O óxido nítrico pode também estar envolvido em defeitos mais distais do metabolismo do nervo somático, o que prejudica a atividade da ATPase Na -K^{++} do nervo através de um mecanismo que envolve a sinalização dos fosfoinositídeos e o diaciglicerol (Kempler, 2003). Num estudo destinado a avaliar a prevalência e os factores de risco da neuropatia autonómica no estudo EURODIAB IDDM complications, que envolveu a avaliação de 3007 doentes diabéticos de tipo I em 31 centros de 16 países europeus, a prevalência da neuropatia autonómica foi de 36%, sem diferença entre os sexos, e verificou-se que a neuropatia autonómica estava significativamente relacionada com a doença cardiovascular (Kempler *et al*, 2002).

A neuropatia autonómica diabética (NAD) engloba um vasto espetro de complicações sistémicas. Resulta numa morbilidade significativa que pode culminar em morbilidade, especialmente em doentes com diabetes mellitus. As principais manifestações clínicas da DAN incluem: taquicardia em repouso, intolerância ao exercício, hipotensão ortostática, obstipação, gastroparesia, disfunção erétil, disfunção sudomotora e comprometimento da função neurovascular. A NAC é o foco mais proeminente da disfunção autonómica devido às suas consequências potencialmente fatais e à disponibilidade de testes diretos da função autonómica cardiovascular (Boulton *et al*, 2005). A CAN é a forma mais estudada e clinicamente importante de DAN. A prevalência relatada de NAC varia muito, dependendo da coorte estudada e dos métodos de avaliação. A presença de neuropatia autonómica pode limitar a capacidade de exercício de um indivíduo e aumentar o risco de um evento cardiovascular adverso durante o exercício. A NAC pode ser indicada por taquicardia em repouso

(>100 batimentos por minuto), ortostatismo (uma queda da pressão arterial sistólica > 20 mmHg quando se está de pé) sem uma resposta adequada da frequência cardíaca, ou outras perturbações da função do sistema nervoso autónomo que envolvam a pele, as pupilas, o sistema gastrointestinal ou o sistema geniturinário (Boulton *et al*, 2005). A morte cardíaca súbita e a isquémia miocárdica silenciosa foram atribuídas à CAN na diabetes mellitus. A cintigrafia miocárdica com tálio em repouso e em esforço é um teste não invasivo adequado para determinar a presença e a extensão da doença coronária macrovascular nestes indivíduos (Boulton *et al*, 2005). Estudos observacionais têm documentado consistentemente um risco acrescido de mortalidade em indivíduos com neuropatia autonómica. A redução da função autonómica cardiovascular, medida pela variabilidade da frequência cardíaca (VFC), foi fortemente associada a um risco acrescido de isquémia silenciosa e de mortalidade (Vinik *et al*, 2003).

2.5 Testes de função autonómica cardíaca (CAFT)

Historicamente, os testes quantitativos da função autonómica têm ficado atrás das medidas da função do nervo motor e dos défices da função do nervo sensorial. A falta de interesse no desenvolvimento de tais medidas deveu-se, em parte, à visão errónea, mas comum, de que a neuropatia autonómica era apenas um contributo pequeno e relativamente obscuro para as neuropatias periféricas que afectam os indivíduos com diabetes (Young *et al*, 1983; Karavanaki e Baum, 1999). Os índices cardiovasculares autonómicos derivados do CAFT estão correlacionados com a função, como o desempenho do exercício cardiovascular. À medida que a neuropatia autonómica cardiovascular se agrava, o desempenho cardiovascular e as respostas da resistência periférica sistémica tornam-se anormais e os doentes com insuficiência autonómica apresentam um aumento da mortalidade (Ewing *et al*, 1980).

Estão disponíveis vários testes para a avaliação da FAC. Estes incluem testes para avaliar a inervação cardiovagal (inervação parassimpática), a inervação adrenérgica (inervação simpática) e a inervação sudomotora. Os testes da inervação parassimpática incluem a resposta da frequência cardíaca à respiração profunda, a resposta da frequência cardíaca à manobra de Valsalva e a resposta da frequência cardíaca à posição de pé. Os testes adrenérgicos incluem respostas da pressão arterial batimento a batimento à manobra de Valsalva, preensão manual sustentada e respostas da pressão arterial/frequência cardíaca à inclinação para cima ou à posição de pé ativa. Os testes sudomotores incluem o teste quantitativo do reflexo do axónio sudomotor (QSART), o teste termorregulador do suor (TST), a resposta simpática da pele (SSR) e a impressão de suor silástico (American Academy of Neurology, 1996).

Cinco destes testes são testes de reflexos cardiovasculares não invasivos. Estes testes incluem a resposta da frequência cardíaca à manobra de Valsalva, a resposta da frequência cardíaca à respiração profunda, a resposta da frequência cardíaca à posição de pé, a resposta da pressão arterial à posição de pé e a resposta da pressão arterial à preensão manual sustentada (Kuehl & Stevens, 2012). Os cinco testes foram descritos por Ewing et al para a avaliação clínica da função autonómica cardíaca e foram aplicados com sucesso no contexto clínico para a avaliação de doentes diabéticos (Ewing *et al*, 1985). Os cinco testes avaliam a integridade da função autonómica cardíaca (Kuehl & Stevens, 2012). Os testes são válidos como marcadores específicos de neuropatia autonómica se a insuficiência de órgãos finais tiver sido cuidadosamente excluída e se forem tidos em conta outros factores potenciais, como a doença concomitante, a utilização de medicamentos (incluindo antidepressivos, anti-histamínicos de venda livre e preparações para a tosse e o frio, diuréticos e aspirina), questões relacionadas com o estilo de vida (como o exercício, o tabagismo e a ingestão de cafeína) e a idade. Foi provado que estes factores podem ter alguns efeitos no SNA cardiovascular (Younget al, 1995).

2.5.1 Resposta da frequência cardíaca à manobra de Valsalva

A manobra de Valsalva consiste num esforço expiratório prolongado que resulta num aumento da pressão intratorácica, com concomitante diminuição do retorno venoso e alterações da pressão arterial e da frequência cardíaca. A manobra, que recebeu o nome de Antonio Maria Valsalva (1666-1723), foi amplamente considerada como um método simples de avaliação da integridade do barorreflexo (Baldwa e Ewing, 1977). Ao aumentar a pressão intratorácica e intra-abdominal, o esforço resulta numa diminuição do retorno venoso do sangue ao coração, num aumento da pressão venosa, numa redução progressiva da pressão arterial e, consequentemente, num aumento progressivo da frequência cardíaca mediada pelo barorreflexo. Após a cessação da fase de esforço, estas alterações funcionais são abruptamente invertidas, resultando num overshoot da pressão arterial que é acompanhado por uma bradicardia barorreflexa rápida e progressiva que dura alguns segundos até ao retorno da pressão arterial e da frequência cardíaca aos níveis basais (Elisberg, 1963). A manobra de Valsalva fornece meios para a avaliação dos aspectos homeostáticos da função autonómica cardíaca sob uma condição de estímulo stressante (Junqueira, 2008).

A resposta cardiovascular à realização da manobra de Valsalva apresenta quatro fases (Tabela 2) de alterações agudas de curta duração da frequência cardíaca e da pressão arterial, simultâneas e sequencialmente alternadas (Hamilton *et al*, 1936; Junqueira, 2008). A fase I ocorre com a inspiração rápida e o início do esforço expiratório. Está associada à elevação transitória da pressão arterial sistólica e bradicardia relativa. A fase II ocorre durante o período de esforço e está associada a um declínio progressivo da pressão arterial e a uma taquicardia relativa. A fase III ocorre quando a tensão é libertada e está associada a uma descida súbita da pressão arterial e a uma taquicardia progressiva. A fase IV ocorre durante o período pós-esforço e está associada a um rápido overshoot da pressão arterial, reversão da taquicardia e bradicardia relativa progressiva (Junqueira,2008).

Em todas as fases, a resposta cardiovascular pode ainda ser dividida numa subfase anterior (E) e numa subfase posterior (L). A subfase (E) está relacionada com a perturbação mecânica primária da pressão arterial devido a alterações respiratórias da pressão intratorácica e a subfase secundária subsequente (L) com a resposta compensatória reflexa a essa perturbação (Looga, 2005). O input dos barorreceptores arteriais desempenha o papel principal nesta resposta compensatória (Eckberg, 1980). No entanto, alguns outros reflexos, como um reflexo depressor dos receptores de estiramento pulmonar de adaptação lenta e um reflexo pressor dos mecanorreceptores dos vasos sanguíneos pulmonares, podem modificar essencialmente as respostas cardiovasculares dos barorreceptores à manobra de Valsalva (Looga, 1997).

Durante a fase I (E), verifica-se um aumento da pressão arterial. Esta é induzida pela força de propulsão de uma quantidade de sangue libertada do coração para as artérias periféricas e para os vasos sanguíneos intratorácicos sob a ação mecânica direta do aumento da pressão intratorácica (Eckberg, 1980). Na fase compensatória I (L) que se segue, a pressão sanguínea e a frequência cardíaca começam a descer sob a estimulação dos barorreceptores arteriais e dos receptores de estiramento pulmonar.

A fase I (L) liga-se à diminuição mecânica da pressão arterial na fase II (E), induzida por uma diminuição considerável do volume sistólico do ventrículo esquerdo, resultante da obstrução do retorno venoso pelo aumento da pressão intratorácica (Smith et al., 1987). A fase I (L) é evidente devido à sua duração relativamente longa. A hipotensão mecânica na fase II (E) evoca um poderoso reflexo compensatório dos barorreceptores arteriais: a frequência cardíaca e a resistência vascular periférica começam a aumentar, restaurando gradualmente o nível basal da pressão arterial. Com o aumento da atividade nervosa simpática, a medula suprarrenal é activada e é libertada uma maior quantidade de epinefrina e norepinefrina na circulação (Sandroni et al., 2000). A fase III (E) ocorre com a cessação do esforço da manobra de Valsalva, que evoca uma queda súbita da pressão intratorácica e uma queda mecânica simultânea da pressão arterial. O retorno venoso inibido é de novo libertado e o sopro sanguíneo precipita-se nos vasos pulmonares, cujo volume aumenta abruptamente devido à primeira inspiração profunda pós-esforço. Segue-se uma resposta compensatória reflexa dos barorreceptores arteriais e dos mecanorreceptores dos vasos sanguíneos pulmonares, pelo que a taquicardia e a vasoconstrição periférica existentes na fase II (L) aumentam ainda mais na fase III (L).

Após a Fase III (L), há um aumento do enchimento diastólico e do volume sistólico do coração. Como a resistência periférica total permanece elevada, a ejeção do volume sistólico aumentado no sistema arterial constrito produz um aumento acentuado, um "overshoot" da pressão arterial (Sarnoff et al, 1948) que ocorre na Fase IV (E). O seu efeito manifesta-se principalmente sob a forma de bradicardia (Looga, 2005).

Em indivíduos saudáveis, a resposta cardiovascular reflexa à manobra de Valsalva inclui taquicardia e vasoconstrição periférica durante o esforço, seguidas de um overshoot na pressão arterial e bradicardia após a libertação do esforço. A resposta é mediada pela ativação alternada de fibras nervosas parassimpáticas e simpáticas. Os estudos de bloqueio farmacológico com atropina (um anticolinérgico), fentolamina (um antagonista α-adrenérgico) e propranolol (um bloqueador β-adrenérgico inespecífico) confirmam o duplo envolvimento dos ramos nervosos autónomos na resposta a esta manobra, demonstrando os efeitos variados dos fármacos de atenuação ou aumento da resposta hemodinâmica à manobra em momentos específicos durante a resposta (Sandroni et al,1991). Nos doentes com lesões autonómicas provocadas pela diabetes, as vias reflexas estão danificadas. Esta situação manifesta-se por uma resposta atenuada da frequência cardíaca e, por vezes, por uma diminuição da pressão arterial inferior ao normal durante o esforço, seguida de uma recuperação lenta após a libertação (Vinik et al, 2003).

A manobra de Valsalva pode ser realizada de forma invasiva através do registo da pressão arterial por meio de um cateter de demora diretamente numa artéria periférica, com o registo contínuo do eletrocardiograma numa derivação para aquisição de séries de frequência cardíaca ou de intervalos cardíacos. Alternativamente, também pode ser realizado de forma não invasiva, apenas com o registo do eletrocardiograma convencional. O emprego exclusivo da avaliação da variação da frequência cardíaca sem o registo direto simultâneo da pressão arterial tem-se revelado um método fiável de avaliação da função autonómica cardíaca, para além da vantagem de ser não invasivo e de muito fácil execução (Levin, 1966 ; Rothschild *et al*,1987 e Low,1993,).

Na manobra de Valsalva padrão, o indivíduo em decúbito dorsal, ligado a um eletrocardiógrafo para registo contínuo do ECG, expira forçosamente durante 15 segundos contra uma resistência fixa a uma pressão de 40 mmHg. Ocorre um aumento súbito e transitório das pressões intratorácica e intra-abdominal, com a consequente resposta hemodinâmica. Com a realização da manobra de Valsalva, há um aumento transitório da pressão intraocular e intracraniana, criando um pequeno risco teórico de hemorragia intraocular e deslocamento do cristalino (Vinik *et al*, 2003).

Para a avaliação da função autonómica cardíaca, a manobra de Valsalva é avaliada utilizando o rácio de Valsalva, o rácio de bradicardia e o rácio de taquicardia. O rácio de Valsalva é determinado a partir dos traçados do ECG, calculando o rácio entre o intervalo R-R mais longo após a manobra (que reflecte a resposta bradicárdica à ultrapassagem da pressão arterial) e o intervalo R-R mais curto durante ou pouco depois da manobra (que reflecte a taquicardia resultante do esforço). O rácio de bradicardia é determinado calculando o rácio entre o intervalo RR mais longo logo após o esforço e o intervalo RR médio do período de 30 segundos antes do esforço. O rácio de taquicardia é expresso pelo rácio entre o intervalo RR mais curto durante o esforço e o intervalo RR médio do período de 30s antes do esforço (Pal *et al*, 2003). No que diz respeito à progressão da disfunção autonómica na diabetes, a manobra de Valsalva pode ser o melhor método para a monitorizar longitudinalmente. A taxa de deterioração do rácio de Valsalva foi de 0,015 por ano para os indivíduos com diabetes tipo I, o que foi mais do dobro do esperado a partir de estudos transversais do efeito do envelhecimento em indivíduos normais de uma faixa etária semelhante (Levitt *et al*, 1996).

Tabela 2 Quatro fases da manobra de Valsalva

Fase	Manobra	Alterações da PA	Alterações do ritmo cardíaco
I	Início da tensão	Aumento da tensão arterial	Bradicardia variável
II	Período de deformação	Diminuição da PA	Taquicardia relativa
III	Libertação da tensão	Diminuição súbita da tensão arterial	Taquicardia progressiva
IV	Período pós-esforço	Ultrapassagem rápida da PA	Bradicardia

PA - Pressão Arterial

2.5.2 Resposta do ritmo cardíaco à respiração profunda

Os primeiros estudos que associaram a variabilidade da frequência cardíaca à respiração foram atribuídos a Karl Ludwig, que em 1849 observou que a frequência cardíaca aumentava com a inspiração e diminuía com a expiração (Melcher, 1976). Hering, em 1871, observou em experiências com cães que a insuflação dos pulmões estava associada a uma taquicardia e que insuflações adicionais de maior pressão resultavam numa bradicardia (Shields, 2009). Concluiu que a variabilidade da frequência cardíaca era determinada por reflexos pulmonares (Melcher, 1976; Shields, 2009). Em 1915, Bainbridge observou em experiências com cães que a frequência cardíaca aumentava durante o enchimento diastólico do coração que ocorria durante a inspiração (Bainbridge,

1915). Num artigo publicado em 1920, Bainbridge atribuiu a variabilidade da frequência cardíaca a um reflexo que atualmente tem o seu nome (Bainbridge, 1920). Existem também provas de que a variabilidade da frequência cardíaca pode ser causada por mecanismos do sistema nervoso central (Shields, 2009). Experiências caninas revelaram que as variações rítmicas da frequência cardíaca e das ondas de pressão ventricular podem coincidir com os movimentos da caixa torácica em preparações inervadas, isovolumétricas, do ventrículo esquerdo (Levy *et al*, 1966). Estes dados são consistentes com a radiação da atividade do centro respiratório para o centro autónomo cardiovascular na medula, resultando na variabilidade da frequência cardíaca. Há também provas de que o estiramento da aurícula direita e da região do nódulo sinusal pode produzir variabilidade da frequência cardíaca através de reflexos cardíacos (Koizumi *et al*, 1975).

O interesse clínico na variabilidade da frequência cardíaca foi despertado pelo relatório de Wheeler e Watkins, em 1973, que chamaram a atenção para a inervação vagal cardíaca como mediadora da variabilidade da frequência cardíaca e para o seu potencial valor como teste clínico da função cardiovagal (Wheeler e Watkins, 1973). Os investigadores estudaram a variabilidade da frequência cardíaca com respiração profunda em indivíduos normais e diabéticos, alguns com e outros sem evidência de neuropatia autonómica. Observaram que a variabilidade da frequência cardíaca com a respiração profunda era abolida pela atropina, o que implica que o componente eferente do reflexo é mediado pela via vagal. Observaram também que a variabilidade da frequência cardíaca com a respiração profunda estava reduzida ou abolida em indivíduos diabéticos com neuropatia autonómica. Concluíram que a variabilidade da frequência cardíaca com a respiração profunda era um teste clinicamente útil para a neuropatia autonómica em doentes diabéticos (Shields, 2009; Wheeler e Watkins, 1973).

A relação entre o tónus vagal do coração e a variabilidade da frequência cardíaca foi mais explorada no modelo canino por Katona e Jih, que em 1975 encontraram uma relação linear entre a variabilidade da frequência cardíaca avaliada por variações na frequência cardíaca e o controlo parassimpático do coração, definido como a diferença na frequência cardíaca média antes e depois da abolição completa da inervação vagal. Concluíram que a magnitude da variabilidade da frequência cardíaca respiratória é uma medida do controlo cardíaco parassimpático (Katona e Jih, 1975). Fouad e colegas repetiram a experiência em humanos e encontraram uma relação linear semelhante entre a variabilidade da frequência cardíaca com a respiração profunda e o controlo cardíaco parassimpático do coração. Concluíram que a variabilidade da frequência cardíaca com respiração profunda é um índice preciso do tónus vagal cardíaco (Fouad *et al*, 1984).

O ritmo cardíaco do indivíduo saudável sem doença cardíaca não é absolutamente regular, mas flutua ligeiramente com as fases da respiração. Esta flutuação do ritmo cardíaco é considerada como variabilidade da frequência cardíaca (Stein e Kleiger, 1999). Em estudos populacionais, a diminuição da variabilidade da frequência cardíaca tem valor preditivo para a mortalidade entre adultos saudáveis (Tusji *et al*, 1994). Entre os doentes pós-enfarte do miocárdio, a diminuição da variabilidade da frequência cardíaca é um risco estabelecido para eventos arrítmicos e mortalidade (Bigger *et al*, 1992; Vaishnav *et al*, 1994). A redução da variabilidade da frequência cardíaca é um achado comum em doentes diabéticos com neuropatia autonómica (Malpas e Mailing, 1990). A variação batimento a batimento da frequência cardíaca com a respiração depende da integridade da inervação e das funções parassimpáticas. O bloqueio farmacológico do nervo vago com atropina abole a resposta da frequência cardíaca às mudanças nas fases da respiração (arritmia sinusal respiratória), enquanto o bloqueio simpático com o uso ou pré-tratamento de betabloqueadores como o propanolol tem apenas um leve efeito sobre ela (Araujo *et al*, 1992).

Na literatura clínica, foram descritas várias técnicas diferentes de resposta da frequência cardíaca às fases da respiração, mas a medição durante a respiração profunda com ritmo é considerada a mais fiável (Shields, 2009). O paciente deita-se calmamente e respira profundamente a um ritmo de seis respirações por minuto (ritmo que produz uma variação máxima da frequência cardíaca) enquanto um monitor cardíaco ou eletrocardiógrafo regista a diferença entre a frequência cardíaca máxima e mínima. Ao longo de vários anos, foram adoptadas várias medidas diferentes da variação R-R. As seis medidas seguintes são as mais frequentes: desvio padrão, coeficiente de variação, resultante circular média, amplitude média da frequência cardíaca, relação expiração-inspiração (E:I) e análise espetral (Schumer *et al*, 1998). Os dois métodos mais utilizados para avaliar a resposta da frequência cardíaca à respiração profunda são a amplitude média da frequência cardíaca e a relação E:I. O intervalo médio de frequência cardíaca é medido a partir de uma série de respirações profundas sucessivas, normalmente pelo menos seis respirações a um ritmo de 5 ou 6 respirações por minuto. O intervalo médio da frequência cardíaca é calculado subtraindo a frequência cardíaca máxima durante a inspiração da frequência cardíaca mínima durante a expiração para cada ciclo de respiração e, em seguida, determinando a média dessas diferenças. O intervalo médio da frequência cardíaca também pode ser medido a partir de uma única respiração (Bennett *et al*, 1978). O rácio E: I avalia o rácio entre o intervalo RR mais longo durante a expiração e o intervalo RR mais curto durante a inspiração. O rácio E: I também pode ser avaliado a partir de uma única respiração ou da média de respirações sucessivas (Smith, 1982). A variabilidade da frequência cardíaca também tem sido estudada no domínio da frequência, utilizando a transformação de Fourier e convertendo a frequência cardíaca num espetro de potência. O pico de potência nas frequências mais altas (>0,15Hz) reflecte a arritmia sinusal respiratória, enquanto as frequências mais baixas reflectem influências simpáticas e parassimpáticas (Akselrod *et al*, 1981; Freeman *et al*,1991). Há vantagens, desvantagens e considerações que precisam ser reconhecidas para todas as medidas de variação R-R. Os factores que afectam a variabilidade da frequência cardíaca com a respiração profunda incluem a idade, a postura, o volume corrente e a medicação. A variabilidade da frequência cardíaca diminui com a idade, pelo que é essencial utilizar métodos com valores normais bem definidos e estratificados por idade. A variabilidade da frequência cardíaca com a respiração profunda é máxima quando o indivíduo está deitado em decúbito dorsal e a respirar a um ritmo de 5 a 6 respirações por minuto. A profundidade da respiração para um resultado máximo durante o teste de variabilidade da frequência cardíaca com respiração profunda requer um volume corrente de aproximadamente 1,2 L para um adulto médio. Os medicamentos com atividade anticolinérgica, incluindo os antidepressivos tricíclicos e os antiespasmódicos, podem afetar os resultados dos testes de variabilidade da frequência cardíaca, pelo que devem ser interrompidos pelo menos 48 horas antes do teste. As bebidas com cafeína, a nicotina e o álcool devem ser evitados 3 horas antes do teste de função autonómica (Shields, 2009).

A variabilidade da frequência cardíaca com respiração profunda representa uma medida muito sensível da disfunção cardíaca cardiovagal ou parassimpática em muitas doenças autonómicas, incluindo a neuropatia autonómica diabética (Smith,1982), a neuropatia urémica (Wang *et al*,1994), as neuropatias autonómicas familiares (Bird *et al*,1984), a insuficiência autonómica pura (Ravits *et al*,1996) e a atrofia multissistémica (Cohen *et al* ,1987).

2.5.3 Resposta da frequência cardíaca à posição de pé

Este teste avalia a resposta da frequência cardíaca provocada por uma mudança de uma postura supina para uma postura erecta. A resposta da frequência cardíaca à posição de pé mede a função autonómica cardíaca (Ewing *et al*, 1978; Ewing *et al*, 1980; Kuehl e Stevens, 2012). Em indivíduos saudáveis, há um aumento caraterístico e rápido da frequência cardíaca em resposta à posição de pé, que é máximo aproximadamente no 15° batimento após a posição de pé. A resposta típica da frequência cardíaca à posição de pé é largamente atenuada por um bloqueio parassimpático obtido com atropina (Pfeifer *et al*, 1982). A variação da frequência cardíaca durante a posição de pé em silêncio foi quase completamente abolida pela atropina, mas não foi afetada pelo propranolol, confirmando que também está sob controlo vagal (Borst *et al*, 1982; Ewing *et al*, 1980*).

Para avaliar a resposta da frequência cardíaca à posição de pé, o indivíduo é ligado a um monitor de eletrocardiograma (ECG) enquanto está deitado e, em seguida, levanta-se sem apoio para uma posição vertical completa. Os traçados do ECG são utilizados para determinar o rácio 30:15, calculado como o rácio entre o intervalo EK mais longo localizado por volta do batimento 30 e o intervalo R-R mais curto localizado por volta do batimento 15 (Ewing *et al*, 1980; Ewing e Clarke, 1982). Uma vez que os intervalos R-R máximo e mínimo podem nem sempre ocorrer exatamente no 30° ou 15° batimentos após a posição de pé, foi feito um ajuste para redefinir o rácio máximo/mínimo 30:15 como o intervalo R-R mais longo durante os batimentos 20-40 dividido pelo intervalo R-R mais curto durante os batimentos 5-25 (Ziegler *et al*,1992).

2.5.4 Resposta da pressão arterial sistólica à posição de pé

Normalmente, a pressão arterial sofre apenas ligeiras alterações quando se sai de uma posição sentada ou supina. Ao ficar de pé, a acumulação de sangue nas pernas provoca uma queda da pressão arterial, que é corrigida pela vasoconstrição periférica (Ewing, 1978). A resposta fisiológica à alteração postural é a ativação de um reflexo simpático mediado centralmente induzido pelos barorreceptores, que resulta na vasoconstrição da vasculatura periférica, incluindo o leito esplâncnico, bem como numa taquicardia reactiva (Low, *et al*, 1975). Em indivíduos normais, a pressão arterial sistólica cai <10 mmHg em 30s. Nos indivíduos com neuropatia autonómica cardiovascular, a compensação do reflexo barorreceptor é prejudicada (Vinik *et al*, 2003). Uma resposta é considerada anormal quando a pressão arterial diastólica desce mais de 10 mmHg ou a pressão arterial sistólica desce 30 mmHg no espaço de 2 minutos após a posição de pé (Ewing *et al*, 1980, Howorka *et al*, 1998; Pop-Busui, 2010).

2.5.5 Resposta da pressão arterial diastólica à preensão manual sustentada

Neste teste, a contração muscular sustentada, medida por um dinamómetro de preensão manual, provoca um aumento da pressão arterial sistólica e diastólica e da frequência cardíaca. Este aumento é causado por um arco reflexo do músculo em exercício para o comando central e vice-versa ao longo das fibras eferentes. As fibras eferentes inervam o coração e o músculo, resultando num aumento do débito cardíaco e da pressão arterial dependente da frequência (Ewing *et al*, 1985). O dinamómetro é primeiro apertado até ao máximo isométrico e depois mantido a 30% da contração voluntária máxima (CVM) durante 5 minutos. A resposta normal é um aumento da pressão arterial diastólica >16 mmHg, enquanto uma resposta <10 mmHg é considerada anormal (Ewing e Clark, 1982).

2.5.6 Frequência cardíaca em repouso

A função do sistema nervoso autónomo pode ser avaliada através da medição da frequência cardíaca em repouso. As pessoas com níveis elevados de função parassimpática têm uma frequência cardíaca em repouso mais baixa. O comprometimento da função parassimpática resulta num aumento da frequência cardíaca em repouso (Lauer, 2009). A frequência cardíaca em repouso pode servir como um marcador de risco cardiovascular (Johansen *et al*, 2013). A frequência cardíaca em repouso é uma medida pouco tecnológica e pouco dispendiosa do tónus autonómico (Hsia *et al*, 2009). A frequência cardíaca não só reflecte o estado do sistema cardiovascular, como também serve de indicador da atividade dos sistemas simpático e parassimpático (Zhang *et al*, 2009). A frequência cardíaca em repouso é um fator de risco para a mortalidade cardiovascular, independentemente dos factores de risco atualmente aceites e de outras caraterísticas demográficas e fisiológicas potencialmente confundidoras (Jouven *et al*, 2005; Fox *et al*, 2007).

2.5.6.1 Regulação do ritmo cardíaco

A frequência cardíaca é modulada pela atividade do nódulo sinoatrial através de mecanismos intrínsecos e extrínsecos. A sua regulação intrínseca é determinada pela corrente de pacemaker, que estabelece o declive da despolarização diastólica espontânea. A despolarização do nódulo sinoatrial tem sido atribuída a um relógio de voltagem regulado por correntes de membrana sensíveis à voltagem, particularmente a corrente de pacemaker activada pela hiperpolarização, que é regulada pelo monofosfato de adenosina cíclico (AMPc). Os relógios de Ca^{2+} desempenham um papel na regulação da atividade do nódulo sinoatrial, que $2+$ resulta num aumento da frequência cardíaca através da estimulação beta-adrenérgica (Verrier *et al*, 2009). O relógio de Ca é mediado pela libertação de cálcio do retículo sarcoplasmático, levando à despolarização diastólica através da ativação da corrente do permutador sódio-cálcio, que coordena a regulação da frequência cardíaca sinusal de forma interactiva com o relógio de voltagem. A frequência cardíaca intrínseca de indivíduos saudáveis, tal como reflectida pela frequência cardíaca observada durante o bloqueio autonómico completo, é de aproximadamente 100 batimentos por minuto (Katona *et al*, 1982).

A regulação extrínseca da atividade sinoatrial em resposta à atividade física e mental e aos estados de sono é conseguida através da influência das divisões do sistema nervoso autónomo, das hormonas circulantes e da regulação reflexa associada aos inputs cardiorrespiratórios e barorreceptores (Verrier e Tan, 2009). Os principais mecanismos de aceleração da frequência cardíaca pela função autónoma são o aumento da inclinação da despolarização diastólica espontânea e a hipopolarização do potencial de repouso como resultado da libertação de norepinefrina e epinefrina. Uma influência oposta do nervo vago no abrandamento da frequência cardíaca envolve uma diminuição da inclinação da despolarização diastólica através de um efeito sobre a corrente engraçada (corrente de pacemaker) e através da hiperpolarização devido ao aumento da permeabilidade ao potássio. A atividade do nó sinusal também é modulada por influências não autonómicas, como a hipoxia, o exercício e a temperatura (Verrier *et al*, 2009).

A frequência cardíaca apresenta um padrão circadiano distinto com um aumento progressivo no início da manhã, que é paralelo ao aumento da atividade simpática, como foi demonstrado em caninos cronicamente instrumentados (Jung *et al*, 2006). Durante a noite, há uma predominância vagal relativa na regulação da frequência cardíaca, particularmente durante o sono sem movimentos rápidos dos olhos. Este padrão é periodicamente interrompido pelo sono de movimento rápido dos olhos, quando a frequência cardíaca aumenta à medida que o tónus do nervo vago é retirado e a atividade do nervo simpático atinge níveis mais elevados do que durante a vigília. A presença ou ausência de arritmia sinusal respiratória constitui uma medida importante da saúde cardiovascular. Esta alteração rítmica da frequência cardíaca durante a respiração é mediada em grande parte pelo reflexo de Hering-Breuer, que actua através dos centros reguladores cardiovasculares medulares. Durante a inspiração, o tónus vagal eferente cardíaco é inibido e o tónus eferente simpático é aumentado, resultando em acelerações da frequência cardíaca. Durante a expiração, ocorrem alterações recíprocas no equilíbrio autonómico que abrandam a frequência cardíaca (Opie, 2004).

2.6 Interpretação dos testes de função autonómica cardíaca

Os testes não invasivos da função autonómica cardíaca podem ser realizados em laboratório utilizando dispositivos médicos simples, como o esfigmomanómetro, o eletrocardiógrafo (máquina de ECG), o dinamómetro de preensão manual, o cronómetro e a boquilha descartável. Os testes de função autonómica cardíaca (TECA) habitualmente realizados são utilizados para estimar o desempenho das duas divisões do SNA através de índices autonómicos cardiovasculares (ICA), tais como a relação de Valsalva, a relação de taquicardia, a relação de bradicardia, a resposta da frequência cardíaca à respiração profunda (HDB), a relação 30:15, a resposta da PAS à posição de pé e a resposta da PAD à preensão manual sustentada. Os resultados dos testes foram classificados em normais, limítrofes e anormais, dependendo dos valores de alguns dos ICA, conforme apresentado na tabela 3 (Ewing e Clarke, 1982). Além disso, o estado autonómico pode ser classificado em cinco grupos (tabela 4): normal, limítrofe, lesão parassimpática precoce (grau I, lesão parassimpática precoce), lesão parassimpática definitiva (grau II) e lesão combinada simpática e parassimpática (grau III). As categorias foram definidas com base no grau de envolvimento dos sistemas simpático e parassimpático, avaliado por cinco testes de função autonómica (Tuch, *et al*, 1994). Ewing et al, ao avaliarem a gravidade da neuropatia autonómica, agruparam os resultados dos cinco testes padrão em cinco categorias (tabela 5): normal (N), todos os testes normais ou um limítrofe; envolvimento precoce (E), um dos três testes de frequência cardíaca anormal ou dois limítrofes; envolvimento definitivo (D), dois ou mais dos testes de frequência cardíaca anormais; envolvimento grave (S), dois ou mais dos testes de frequência cardíaca anormais mais um ou ambos os testes de pressão arterial anormais, ou ambos limítrofes; padrão atípico (A), qualquer outra combinação de testes anormais (Ewing, *et al*,1985).

Quadro 3 Bateria de testes da função autonómica cardíaca

ACI	Normal	Limítrofe	Anormal
Rácio de Valsalva	≥ 1.21	1.11-1.20	≤ 1.10
HDB	≥ 15	11-14	≤ 10
rácio 30:15	≥ 1.04	1.01-1.03	≤ 1.00
Resposta da PAS à posição	≤ 10	11-29	≥ 30
DBP para preensão manual sustentada	≥ 16	11-15	≤ 10

ICA - índices cardiovasculares autonómicos

SBP - pressão arterial sistólica, DBP - pressão arterial diastólica,

HDB - resposta da frequência cardíaca à respiração profunda

Quadro 4 Categoria de doentes de acordo com os testes de função autonómica

Testes parassimpáticos	Testes simpáticos	Estado autonómico	Grau
Normal	Normal	Normal	-
≥ 1 limítrofe	Normal	Limítrofe	-
Um anormal	Normal	Lesão parassimpática precoce	I
≥ 2 anormal	Normal	Lesão parassimpática definitiva	II
≥ 2 anormal	≥ 1 Anormal	Danos combinados do sistema parassimpático e função simpática	III

Quadro 5 Avaliação da gravidade da neuropatia autonómica cardíaca

Grau de envolvimento	Número de testes anormais
Normal	Todos os testes normais ou um limítrofe
Participação precoce (E)	Um dos três testes de FC anormal ou dois limítrofes
Envolvimento definitivo (D)	Dois ou mais dos testes de FC anormais
Envolvimento grave(S)	Dois ou mais testes de FC anormais e um ou ambos os testes de PA anormais ou limítrofes
Padrão atípico	Qualquer outra combinação de testes anormais

FC = frequência cardíaca, TA = pressão arterial

2.7 Aplicações clínicas dos testes da função autonómica cardíaca

A complexa interação entre o SNA e o sistema cardiovascular tem suscitado recentemente um grande interesse. O TECA é útil na avaliação de pacientes com doenças que afectam o SNA. Essas doenças incluem a diabetes mellitus (Vinik *et al*, 2003), a doença renal (Sanya e Ogunniyi, 2004) e a insuficiência cardíaca (Adigun *et al*, 2001). Há uma consciencialização crescente do papel do SNA na diversidade de doenças, especialmente na diabetes mellitus (Ewing *et al*, 1985). A neuropatia autonómica da diabetes complica a diabetes mellitus em 32% dos casos (Tuch *et al*, 1994). Por conseguinte, o peso da neuropatia autonómica diabética é enorme. Além disso, os sintomas clínicos da neuropatia autonómica geralmente só se manifestam muito depois do início da diabetes mellitus. Os sintomas sugestivos de disfunção autonómica podem imitar manifestações de outras doenças.

A disfunção autonómica subclínica pode ocorrer no prazo de um ano após o diagnóstico na diabetes mellitus tipo 2 e no prazo de 2 anos nos doentes com diabetes tipo 1 (Pfeifer *et al*, 1984). A disfunção autonómica cardíaca está associada a consequências letais, como a arritmia ventricular e a morte súbita cardíaca (Kuehl e Stephens, 2012; Pop-Busui *et al*, 2010). Por conseguinte, a avaliação objetiva da função autonómica cardíaca em doentes de risco é de grande valor na prática médica, de modo a reduzir a morbilidade e a mortalidade. Além disso, os testes não invasivos da função autonómica cardíaca são adequados para a avaliação de neuropatias autonómicas cardíacas subclínicas em doentes com diabetes mellitus (Kuehl e Stephens, 2012).

CAPÍTULO 3

MATERIAIS E MÉTODOS

3.1 Definição

Este estudo foi efectuado no Departamento de Ciências Fisiológicas da Universidade Obafemi Awolowo, Ile-Ife. Tratou-se de um estudo descritivo transversal que envolveu adultos aparentemente saudáveis com idades compreendidas entre os 18 e os 40 anos. A população-alvo foram os residentes da comunidade da Universidade Obafemi Awolowo, Ile-Ife, Nigéria.

3.2 Materiais

Os materiais para estes procedimentos incluem: esfigmomanómetro digital (Lumiscope), esfigmomanómetro anaeróide (Becton), seringa de 5cc (utilizada como boquilha descartável), estetoscópio Littmann Cardiology III, balança de saúde e estadiómetro ZT120, eletrocardiógrafo de três canais Dongjiang (ECG-32A) com os seus acessórios operacionais, papel de cardiógrafo (63 mm por 30 m), gel de ultra-sons multiusos, papel absorvente, cronómetro, dinamómetro manual digital Smedley (modelo 12-0286), pilhas alcalinas AAA de cabeça de tigre, pilhas alcalinas AAA de cabeça de tigre, calculadora e marquesa de exame (apêndice E: A-H).

3.3 Considerações éticas

Foi obtida autorização ética do Comité de Ética e Investigação do Obafemi Awolowo University Teaching Hospitals Complex (OAUTHC), Ile-Ife (Anexo A).

3.4 Métodos

Os voluntários que consentiram em participar no estudo foram informados sobre os testes de função autonómica cardíaca através de uma palestra de esclarecimento e, em seguida, submetidos ao procedimento de rastreio clínico. O rastreio clínico consistiu na recolha da história clínica e no exame físico (Anexo B).

Durante este período, os indivíduos foram avaliados para excluir doenças cardiovasculares. Foram medidos a tensão arterial (em milímetros de mercúrio), a altura (m) e o peso (kg) (Apêndice E: I & J). O índice de massa corporal foi calculado a partir da altura e do peso (Key et al, 1972) e a área de superfície corporal foi calculada a partir do peso (kg) e da altura (cm) utilizando a fórmula de Mosteller (Mosteller, 1987). Também foi registado um eletrocardiograma (ECG) em repouso para excluir perturbações assintomáticas do ritmo cardíaco. Os voluntários que atenderam aos critérios de inclusão (pressão arterial normal <140/90mmHg, assintomáticos para doenças sistêmicas, não atletas e açúcar no sangue normal) participaram do estudo. Foram excluídos do estudo todos os indivíduos que estivessem a tomar medicamentos actuais, tais como bloqueadores dos receptores adrenérgicos, medicamentos de ação central, vasodilatadores, inibidores da enzima de conversão da angiotensina, medicamentos hipoglicemiantes, antidepressivos ou quaisquer outros medicamentos que pudessem interferir com a função autonómica. Outros critérios de exclusão incluem gravidez, atletas, incapacidade física, doenças previamente diagnosticadas, tais como hipertensão, arritmias cardíacas, doença cardíaca isquémica, bloqueios de ramo, diabetes mellitus, asma, insuficiência cardíaca, doença obstrutiva crónica das vias respiratórias, artrite reumatoide, doenças renais, acidente vascular cerebral, doenças hepáticas e doenças hematológicas.

3.5 Protocolo de testes da função autonómica cardíaca

Os testes de função autonómica cardíaca consistem em cinco etapas: resposta da pressão arterial (PA) à posição de pé, resposta da PA à preensão manual sustentada, resposta da frequência cardíaca (FC) à manobra de Valsalva, variação da FC com respiração profunda e resposta da FC à posição de pé. Todos os indivíduos foram confirmados como tendo um ritmo sinusal normal por eletrocardiografia. Os testes foram efectuados após cinco minutos de relaxamento. Não foi permitida a ingestão de café, tabaco, álcool e medicamentos 24 horas antes dos testes.

3.5.1 Resposta da pressão arterial à mudança de postura (supina para erecta)

A PAS foi medida com a utilização de um esfigmomanómetro digital validado (Lumiscope). A PAS em repouso em posição supina foi medida três vezes e registada; a média das três medições foi documentada como a PAS em repouso em posição supina (Apêndice E: K & L). Pediu-se então ao sujeito que se mantivesse ereto sem ajuda durante dois minutos e repetiu-se a medição da PAS. O resultado foi expresso como a diferença entre a média da PAS supina e a PAS erecta:

Resposta da PAS à posição de pé (mmHg) = PAS supina média (mmHg) - PAS erecta (mmHg)

3.5.2 Resposta da tensão arterial à preensão manual sustentada

A PAD em repouso do indivíduo foi registada três vezes na posição sentada com a braçadeira do esfigmomanómetro colocada no braço dominante. A contração voluntária máxima (CVM) do indivíduo foi determinada a partir do braço não dominante através da utilização de um dinamómetro de preensão manual. O handgrip foi mantido a 30% da contração voluntária máxima durante o máximo de tempo possível (até um período máximo de 5 minutos). A PAD foi medida repetidamente com um intervalo de um minuto durante o exercício de handgrip (Apêndice E: M). O resultado foi expresso como a diferença entre a PAD mais elevada durante o exercício de handgrip e a PAD média em repouso:

Resposta da PAD (mmHg) à preensão manual sustentada = PAD mais elevada (durante a preensão manual) - PAD média em repouso

3.5.3 Resposta da frequência cardíaca à manobra de Valsalva

Pediu-se ao sujeito que se deitasse em posição supina e os eléctrodos dos membros do ECG foram fixados aos membros. Registou-se um ECG em repouso e pediu-se ao sujeito, que respirava normalmente, que realizasse a manobra de Valsalva, esforçando-se num manómetro através de uma peça bucal de plástico descartável. Para realizar o esforço, foi pedido ao sujeito que expirasse ao máximo para o bocal do manómetro aneroide modificado e mantivesse um esforço expiratório constante equivalente a uma pressão intra-oral de 40 mmHg durante 15 segundos (período de esforço), durante o qual foi registada uma tira de ritmo longo contínuo (derivação II) do eletrocardiograma (ECG). Depois disso, o esforço expiratório foi subitamente libertado e a respiração foi mantida tão regularmente quanto possível, sem respiração ofegante. O registo contínuo do ECG foi mantido até à contagem de 20 batimentos após o esforço. Um procedimento eficaz foi associado ao ingurgitamento das veias do pescoço, ao aumento da tensão na parede abdominal e à expansão da caixa torácica do voluntário (Apêndice E: N). Na tira de ECG, foram avaliados o intervalo RR mais curto observado durante o esforço e o intervalo RR mais longo que ocorreu dentro de 20 batimentos após a manobra. Foram estimados os seguintes índices cardiovasculares autonómicos, como indicado a seguir:

$$\text{Valsalva Ratio} = \frac{\underline{\text{longest RR interval within 20 beats after the strain period}}}{\text{shortest RR interval during 15s of the strain}}$$

$$\text{Bradycardia ratio} = \frac{\underline{\text{longest RR interval within 20 beats after the strain period}}}{\text{mean RR interval of the period of 30s before the strain}}$$

$$\text{Tachycardia ratio} = \frac{\underline{\text{shortest RR interval during the strain}}}{\text{mean RR interval of the period of 30s before the strain}}$$

3.5.4 Reação do ritmo cardíaco à respiração profunda

Depois de ter recebido instruções e formação suficiente sobre o procedimento, o sujeito foi obrigado a deitar-se calmamente em posição supina, enquanto os eléctrodos de ECG dos membros eram fixados aos membros. Através de um sinal verbal, foi pedido ao sujeito que inspirasse ao máximo durante 5s e expirasse ao máximo durante 5s. O ciclo de inspiração e expiração profundas foi repetido continuamente durante um minuto, enquanto se registava um ECG contínuo durante todo o período de respiração profunda, com um marcador a delinear as fases de inspiração e expiração na tira de ECG. Foi efectuado um total de seis ciclos respiratórios num minuto. Os intervalos RR máximos e mínimos foram avaliados durante cada ciclo respiratório e convertidos em frequência cardíaca em batimentos por minuto. O resultado do teste foi expresso como a maior diferença de frequência cardíaca durante cada ciclo, conforme indicado abaixo:

Resposta da frequência cardíaca à respiração profunda (HDB) = frequência cardíaca máxima menos frequência cardíaca mínima

3.5.5 Resposta imediata da frequência cardíaca à posição de pé

Durante este procedimento, pediu-se ao sujeito que mantivesse uma posição supina numa marquesa, enquanto os eléctrodos de ECG dos membros eram fixados aos membros e se iniciava um registo contínuo de ECG de tira de ritmo longo (derivação II). Após 1-2 segundos de registo do ECG em posição supina, foi pedido ao sujeito que se levantasse da marquesa sem ajuda e o ponto de subida foi marcado na tira de ECG (Apêndice E:O& P). O ECG foi registado de forma contínua até serem contados 30 complexos QRS na posição de pé. O resultado do teste foi expresso como o rácio 30:15, conforme indicado abaixo:

$$\text{30:15 ratio} = \frac{\underline{\text{longest RR interval at around beat 30 after standing erect}}}{\text{shortest RR interval at or around beat 15 after standing erect}}$$

O período e o padrão da pausa imediata após a suspensão (IPSP) foram determinados em segundos a partir da tira de ritmo longo da impressão electrocardiográfica.

3.6 Análise de dados

Os dados foram analisados com o auxílio do software SPSS versão 17.0, utilizando estatísticas descritivas e tabulações cruzadas. A comparação das médias dos dois grupos (homens e mulheres) foi efectuada através do teste t de Student e a relação entre as variáveis nominais e categóricas foi determinada através da correlação de Pearson e do Qui-quadrado, respetivamente. Um valor de $p < 0,05$ foi considerado estatisticamente significativo. Os percentis 5 e 95 foram utilizados para definir os limites normais para os índices cardiovasculares autonómicos.

CAPÍTULO 4

RESULTADOS

4.1 Caraterísticas sociodemográficas e antropométricas

Participaram no estudo 204 jovens adultos (98 homens e 106 mulheres) com idades compreendidas entre os 18 e os 40 anos. A idade média dos participantes foi de 22,45 ± 4,86 anos. A idade média dos homens e das mulheres foi de 23,72 ± 5,32 anos e de 21,26 ± 4,06 anos, respetivamente (Tabelas 6a e b). A distribuição dos participantes de acordo com o género e os grupos etários é apresentada nas Figuras 5 e 6. A categoria etária mais frequente foi a dos 21-30 anos. Entre os participantes, 175 (85,80%) eram cristãos e 29 (14,20%) eram muçulmanos. A maioria dos participantes (90,20%) eram estudantes, enquanto os restantes 9,80% eram funcionários da Universidade Obafemi Awolowo, Ile-Ife. A maioria dos participantes (85,30%) era de etnia iorubá. Os parâmetros antropométricos (peso, altura, índice de massa corporal e área de superfície corporal) dos participantes são apresentados nos Quadros 6a & b.

Quadro 6a Idade e caraterísticas antropométricas

Caraterísticas	Média ± DP (N=204)	Mediana (N=204)	Modo (N=204)
Idade (anos)	22.45±4.86	21.00	20.00
Peso (kg)	59.86±10.05	59.50	60.00
Altura (m)	1.66±0.08	1.65	1.60
Índice de Massa Corporal (kg/m)^2	21.08±3.41	21.12	22.04
Área de superfície corporal (m)^2	1.66±0.16	1.65	1.62

kg- quilograma, m-metro, SD-Desvio padrão

Quadro 6b Distribuição dos participantes de acordo com o grupo etário

Grupo etário (anos)	Frequência	Percentagem
≤20	92	45.10
21-30	99	48.50
31-40	13	6.40
Total	204	100.00

A idade média dos participantes foi de 22,45 ± 4,86 anos. A idade média dos homens e das mulheres foi de 23,72 ± 5,32 anos e de 21,26 ± 4,06 anos, respetivamente.

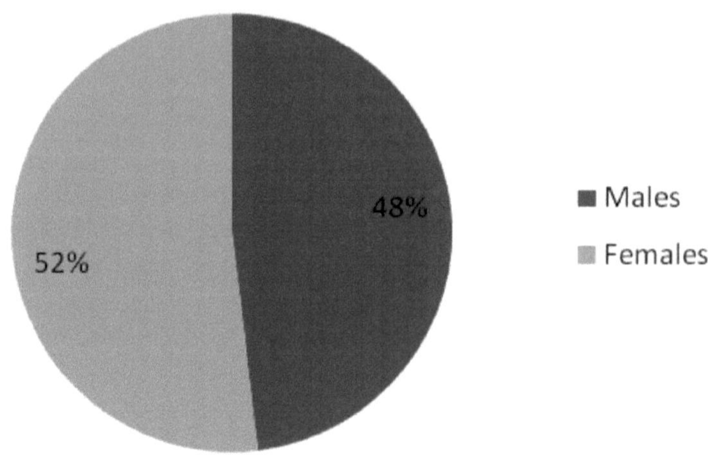

Fig. 5 Distribuição dos participantes por género

Dos 204 participantes neste estudo, 106 (52%) eram mulheres e 98 (48%) eram homens

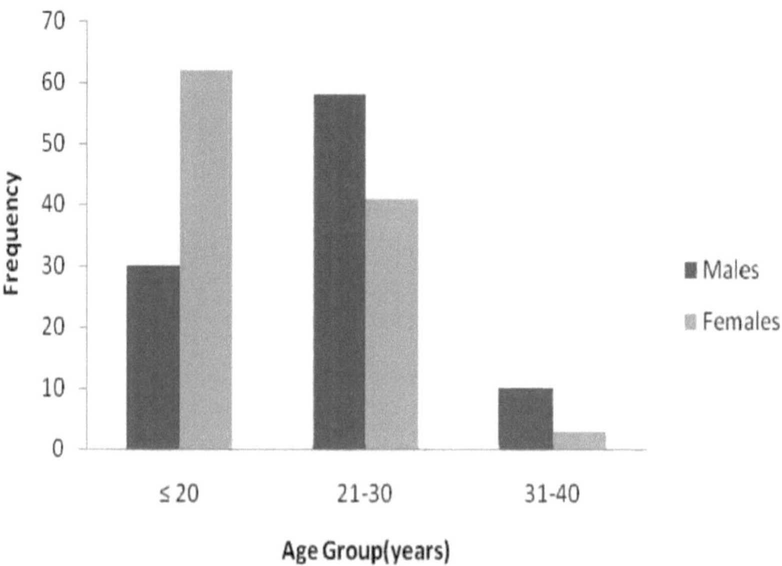

Fig 6 Distribuição dos participantes por género e grupo etário

A faixa etária mais frequente foi a de 21 a 30 anos. No grupo etário ≤ 20 anos, as mulheres foram mais frequentes, enquanto no grupo etário ≥ 21 anos os homens foram mais frequentes.

Quadro 7 Idade e parâmetros antropométricos dos participantes de acordo com o género

Variável	Homens (N=98)	Mulheres (N=106)	t	valor de p
	Média ± DP	Média ± DP		
Idade (anos)	23.72±5.32	21.26±4.06	3.73	<0.001
Peso (kg)	63.26±9.06	56.71±9.93	4.91	<0.001
Altura (m)	1.71±0.07	1.61±0.06	9.47	<0.001
IMC (kg/m $)^2$	21.77±3.06	21.83±3.72	-0.14	0.892
BSA(m $)^2$	1.73± 0.14	1.58± 0.15	6.86	<0.001

DP- desvio padrão, IMC- índice de massa corporal, BSA- área de superfície corporal

Entre os voluntários, as diferenças entre os sexos ocorreram em relação à idade (t = 3,73, p < 0,001), peso (t = 4,91, p < 0,001), altura (t = 9,47, p < 0,001) e área de superfície corporal (t = 6,86, p < 0,001).

4.2 Resposta das variáveis cardiovasculares à mudança de postura

A média da PAS, PAD, PAM e RP em supino foi de 119,86 ± 10,64 mmHg, 70,59 ± 7,78 mmHg, 86,92 ± 8,06 mmHg e 70,61 ± 12,23 batimentos por minuto, respetivamente (Tabela 8). A média da PAS, PAD, PAM e RP em posição sentada foi de 116,07 ± 10,17 mmHg, 68,76 ± 8,16 mmHg, 84,53 ± 8,17 mmHg e 71,38 ± 10,91 batimentos por minuto, respetivamente (Tabela 8). As médias da PAS, PAD, PAM e RP eretas foram 124,12 ± 12,43 mmHg, 76,40 ± 8,14 mmHg, 92,31 ± 8,57 mmHg e 77,84 ± 15,08 batimentos por minuto, respetivamente (Tabela 8).

Tabela 8 Variáveis cardiovasculares durante a mudança de postura

Variável	Em decúbito dorsal	Sentado	Ereto
	Média ± DP	Média ± DP	Média ± DP
PAS(mmHg)	119.86±10.64	116.07±10.17	124.12±12.43
PAD (mmHg)	70.59 ±7.78	68.76 ± 8.16	76.40±8.14
PAM (mmHg)	86.92 ± 8.06	84.53 ±8.17	92.31±8.57
PP(mmHg)	49.00±8.58	47.31±7.33	47.73 ± 10.00
PR (batimentos por minuto)	70.61 ± 12.23	71.38±10.91	77.84±15.08
RPP	8473.17±1801.00	8291.11 ± 1495.74	9665.86±2154.88

N= 204, DP-Desvio Padrão, PAS-Pressão Arterial Sistólica, PAD-Pressão Arterial Diastólica, PAM-Pressão Arterial Média, PR-Ritmo de Pulsação, PP-Pressão de Pulsação, RPP-Produto de Pressão de Pulsação

As médias da PAS, PAD, PAM, PR e PPD foram mais elevadas na postura erecta do que nas posturas supina e sentada. A PP média foi mais elevada na postura supina do que na postura erecta.

4.3 Respostas cardiovasculares à preensão manual sustentada

A média da PAS, PAD, PAM e RP máximas registadas durante 5 minutos de preensão manual sustentada a 30% da CVM foram: 137,41±18,38 mmHg, 88,90 ± 18,24 mmHg, 105,07 ± 12,05 mmHg e 90,10 ± 13,99 batimentos por minuto, respetivamente (Tabela 9).

Tabela 9 Respostas cardiovasculares à preensão manual sustentada

Variável	A	B	C	t	valor p
PAS (mmHg)	137.41 ±18.38	116.07±10.17	21.34±15.60	19.55	<0.001
PAD (mmHg)	88.90±18.24	68.76 ± 8.16	20.14± 17.35	22.53	<0.001
PAM (mmHg)	105.07±12.05	84.53 ±8.17	20.54±15.83	22.54	<0.001
PP(mmHg)	48.51 ± 12.05	47.31±7.33	1.20±11.93	1.44	0.152
PR(bpm)	90.10±13.99	71.38±10.91	18.72±12.13	22.04	<0.001
RPP	12403.66±2681.67	8291.11 ± 1495.74	4112.54±2554	23.17	<0.001

A-Variáveis cardiovasculares máximas durante a preensão manual sustentada a 30% da contração voluntária máxima, B-Variáveis cardiovasculares em repouso, C-Diferenças entre A e B,

DP-Desvio-padrão, PAS-Pressão Arterial Sistólica, PAD-Pressão Arterial Diastólica,

MAP-Pressão Arterial Média, PP-Pressão de Pulso, RPP-Produto de Pressão de Taxa, bpm-batimentos por minuto, SH-Garras de mão sustentadas.

Houve uma diferença estatisticamente significativa entre a PAS, a PAD, a PAM, a PR e a PPR na posição sentada e durante a preensão manual (t=19,54, p<0,001; t=16,58,p<0,001; t=18,54, p<0,001; t=22,04, p<0,001, t=23,17, p<0,001, respetivamente). Não houve diferença significativa no PP em repouso (sentado) e durante a preensão manual sustentada (t=1,44, p=0,152).

4.4 Respostas cardiovasculares à manobra de Valsalva

O padrão eletrocardiográfico antes, durante e após a manobra de Valsalva foi representado na Fig. 7a, b & c. A média dos intervalos RR 30s antes do esforço, a média dos intervalos RR mais curtos durante os 15s do esforço e a média dos intervalos RR mais longos durante os 20s após o esforço da manobra de Valsalva foram apresentados na Tabela 10. A pausa pós-esforço, que variou de 1,28 a 12,76s, foi observada em 14 (6,86%) dos participantes. A pausa pós-esforço ocorreu mais frequentemente nas mulheres (9,43%) do que nos homens (4,08%). Não houve diferença significativa entre os géneros na duração da pausa pós-esforço (t = -1,628, p=0,105).

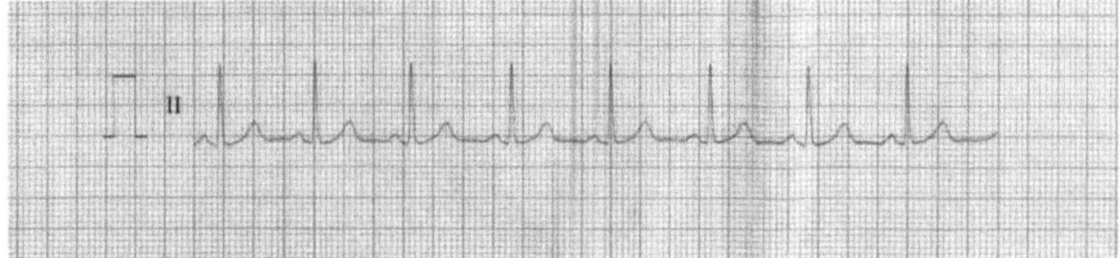

Fig.7a ECG de um participante do sexo masculino de 20 anos de idade antes da manobra de Valsalva

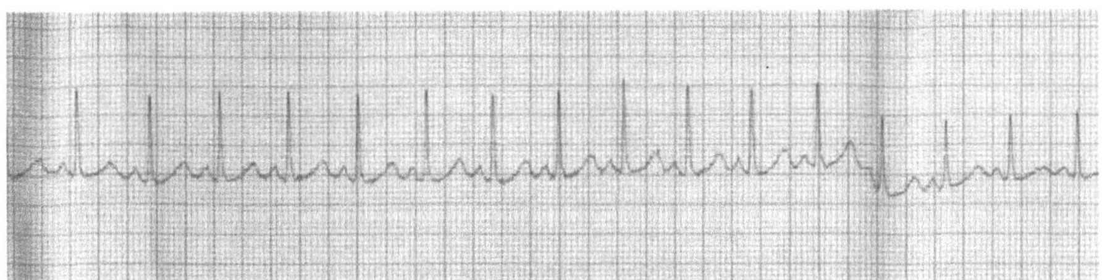

Fig.7b ECG de um participante do sexo masculino de 20 anos de idade durante a manobra de Valsalva

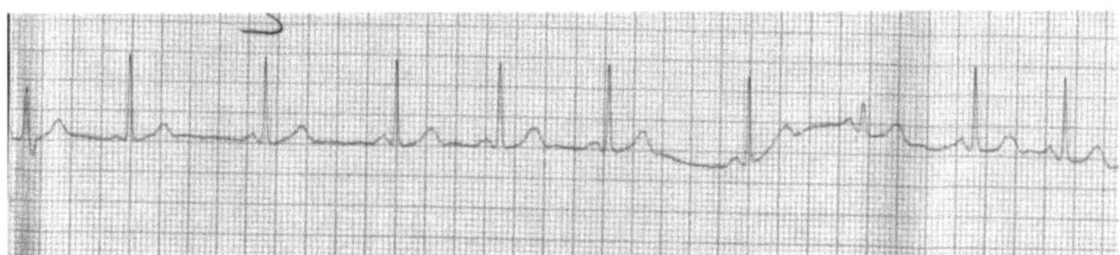

Fig.7c ECG de um participante do sexo masculino de 20 anos de idade, 20 batimentos após a manobra de Valsalva

Registou-se um aumento da frequência cardíaca (diminuição dos intervalos RR) durante a fase de esforço de 15s da manobra de Valsalva (fig. 7b), seguido de uma diminuição da frequência cardíaca (aumento dos intervalos RR) durante a fase pós-esforço da manobra (fig. 7c). O rácio de Valsalva foi estimado dividindo os intervalos RR mais longos após o esforço pelo intervalo RR mais curto durante o esforço.

Tabela 10 Respostas cardiovasculares à manobra de Valsalva

Variável	Média ± DP (N=204)	Mediana (N=204)
RR dentro de 30s antes da(s) deformação(ões)	0.81 ± 0.11	0.80
RR mais curto durante 15 segundos de esforço(s)	0.65±0.12	0.64
RR mais longo nos 20 batimentos após a(s) deformação(ões)	0.98±0.19	0.96

DP-Desvio padrão, RR-Intervalo entre duas ondas R sucessivas, s- segundo

Esta tabela ilustra a redução dos intervalos RR durante a fase de esforço da manobra de Valsalva (média dos intervalos RR = 0,65÷0,12s) e o aumento dos intervalos RR após o esforço (média dos intervalos RR = 0,98±0,19s).

4.5 Respostas cardiovasculares à respiração profunda

Os intervalos RR diminuíram com a inspiração e aumentaram com a expiração (Fig. 8). A média e a mediana do intervalo RR inspiratório mínimo, do intervalo RR expiratório máximo, da frequência cardíaca inspiratória máxima, da frequência cardíaca expiratória mínima, da amplitude da onda P inspiratória máxima e da amplitude da onda P expiratória máxima são apresentadas na Tabela 11.

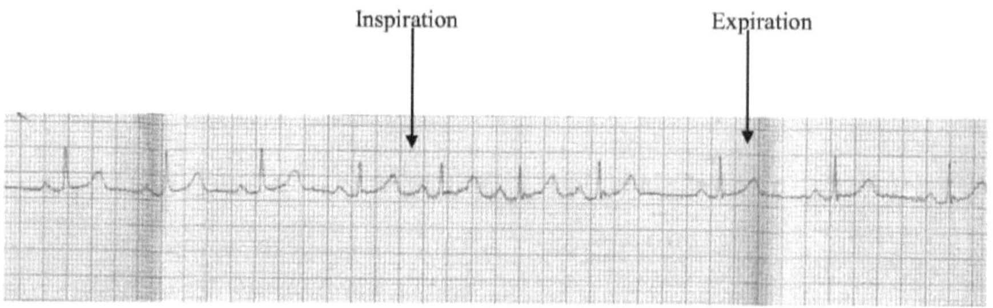

Fig. 8 Resposta da frequência cardíaca à respiração profunda

A resposta da frequência cardíaca à respiração profunda foi ilustrada na fig. 8, que mostrou uma redução dos intervalos RR (primeira seta) e um aumento da frequência cardíaca durante a fase de inspiração. Durante a fase de expiração, houve um aumento dos intervalos RR (segunda seta) e uma diminuição da frequência cardíaca.

Tabela 11 Respostas cardiovasculares à respiração profunda

Variável	Média ± DP (N=204)	Mediana (N=204)
RR(s) inspiratório(s) mínimo(s)	0.66 ± 0.08	0.64
FC inspiratória máxima (batimentos por minuto)	92.66±11.04	94.00
RR(s) expiratório(s) máximo(s)	1.01±0.17	1.00
FC expiratória mínima (batimentos por minuto)	61.19±12.08	60.00
Amplitude P na inspiração (mm)	1.54±0.58	1.50
Amplitude P na expiração (mm)	1.03 ±0.44	1.00

FC - Frequência cardíaca, RR - Intervalo entre duas ondas R sucessivas, P - onda P, s - segundo,

SD - Desvio padrão

A Tabela 11 mostra que a frequência cardíaca foi mais elevada na fase inspiratória do que na fase expiratória da respiração profunda. A amplitude média da onda P durante a inspiração (1,54±0,58mm) foi maior do que a amplitude média da onda P durante a expiração (1,03÷0,4mm).

4.6 Respostas cardiovasculares à posição de pé

A média e a mediana do intervalo RR mais curto por volta do 15° batimento após a postura ereta, do intervalo RR mais longo por volta do 3° batimento e da pausa imediatamente após a postura ereta foram apresentadas na Tabela 12. Neste estudo, os intervalos RR diminuíram em torno do 15° batimento (Fig. 9a) e aumentaram em torno do 3° batimento (Fig. 9b). A pausa imediata pós-dependência (IPSP), que variou de O,72-17,24s, ocorreu em 139 (68,14%) dos participantes. A média e a mediana da PSIP foram de 4,87 ± 3,33s e 3,64s, respetivamente. O limite superior do normal no percentil 95 foi de 1O,76s. A média do IPSP em homens e mulheres foi de 3,68 ± 3,91 e 2,98 ± 3,2O, respetivamente. O IPSP ocorreu em 69 (7O,41%) dos homens e em 7O (66,67%) das mulheres.

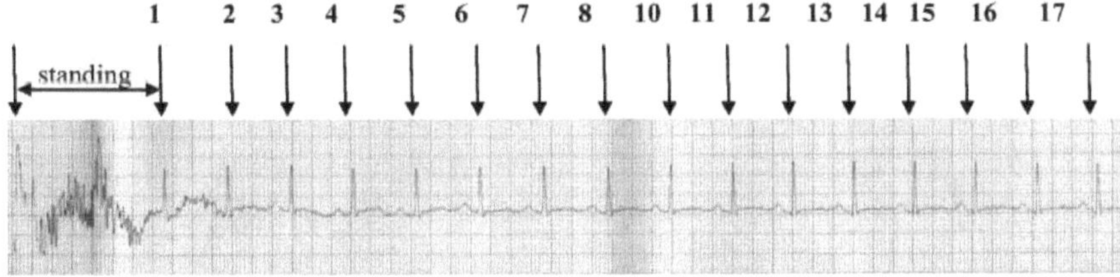

Fig.9a Intervalos RR dentro de 17 batimentos após a posição de pé a partir da posição supina

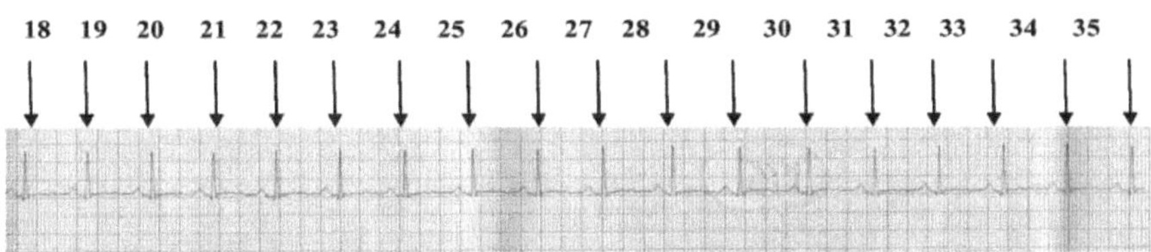

Fig.9b Intervalos RR entre o 18° e o 35° batimento.

As Fig.9a e b ilustram a resposta imediata da frequência cardíaca ao facto de se estar de pé. Os números representam os batimentos registados pelo ECG contínuo. Ao levantar-se da posição supina, os intervalos RR diminuíram e a frequência cardíaca aumentou até ao 15° batimento. Verificou-se um aumento dos intervalos RR e uma diminuição da frequência cardíaca no 30° batimento após a posição erecta sem apoio ou apoiada numa marquesa.

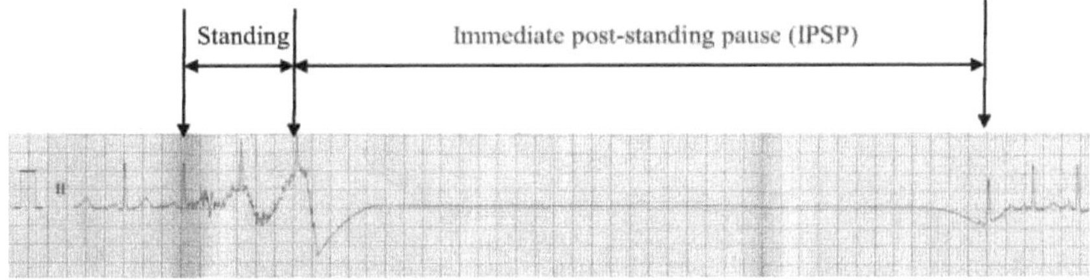

Fig.lO Pausa imediata pós-permanência (IPSP) de 7,36s

A Fig.10 mostra uma tira de ECG com pausa imediata após a postura erecta (IPSP) num voluntário. Poucos segundos depois de ficar ereto, verificou-se a ausência de ondas P, QRS e T na tira de ECG. Este período de paragem cardíaca apresentou-se como uma linha isoeléctrica que durou 7,36s.

Tabela 12 Respostas cardiovasculares à posição de pé

Variável	Média ± DP (N=204)	Mediana (N=204)
RR mais curto à volta do 15° batimento após estar de pé (s)	O.61 ± O.O9	O.6O
RR mais longo em torno do 3o batimento após ficar de pé (s)	O.85±O.18	1.OO
FC máxima por volta do 15° batimento após estar de pé (bpm)	1OO,42 ± 14,59	1OO.OO
FC mínima por volta do 3.° batimento após estar de pé (bpm)	73.29±13.99	71.43
Pausa imediata após a paragem (s)	3.3O±3.58	2.42

DP-Desvio padrão, FC-Frequência cardíaca, RR-Intervalo entre duas ondas R sucessivas, s-segundo, bpm-batimentos por minuto

A Tabela 12 ilustra a resposta imediata da frequência cardíaca à posição de pé; ao levantar-se da posição supina, os intervalos RR diminuíram e a frequência cardíaca aumentou no 15° batimento. Verificou-se um aumento dos intervalos RR e uma diminuição da frequência cardíaca no 3.° batimento após a posição erecta sem apoio ou apoiada numa marquesa. A maioria dos voluntários fez uma pausa imediata após a posição de pé (média = 3,3O÷ 3,58s).

4.7 Interpretação dos testes da função autonómica cardíaca

Os índices cardiovasculares autónomos, tais como a resposta da PAS à mudança de postura, a resposta da PAD à preensão manual sustentada, o rácio de Valsalva, a resposta da frequência cardíaca à respiração profunda (HDB) e o rácio 30:15 ou o índice de taquicardia postural (PTI) foram expressos em termos das suas médias e limites normais (Tabela 13). A resposta da PAS à mudança de postura foi estimada a partir da diferença entre a PAS supina e a PAS ereta. Entre sessenta e seis (66) indivíduos (32,4%), a PAS supina foi maior do que a PAS erecta, indicando uma diminuição da PAS dentro de 1-2 minutos após a posição de pé, enquanto em 138 indivíduos (67,6%), a PAS supina foi menor do que a PAS erecta (Fig.ll). Não houve diferença significativa entre os sexos na resposta da PAS à alteração postural (x^2 =1,987, valor de p = 0,59). Os efeitos do sexo nos índices cardiovasculares autonómicos são apresentados na Tabela 18. Apenas a frequência cardíaca em repouso e a resposta da PAD à preensão manual sustentada apresentaram diferenças significativas entre os géneros (fig. 18 e 19).

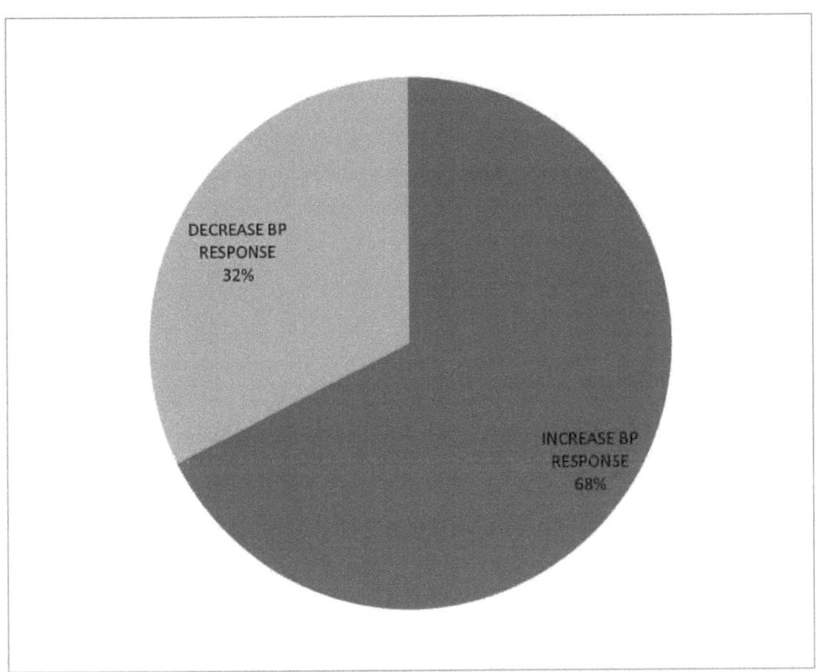

Fig.ll Resposta da pressão arterial sistólica à alteração postural

A resposta de aumento da pressão arterial sistólica (PA) foi mais frequente do que a resposta de diminuição da PAS. Entre sessenta e seis (66) indivíduos (32,4%), a PAS supina foi maior do que a PAS ereta, indicando uma diminuição da PAS dentro de 1 2 minutos após ficar de pé, enquanto em 138 indivíduos (67,6%), a PAS supina foi menor do que a PAS ereta

Quadro 13 Limites normais dos índices cardiovasculares autonómicos

Variável	Média ± DP	*Limite normal	**Valores de referência anteriores		
			Normal	Limítrofe	Anormal
Resposta da SBP à PC	-4.26±9.17	-19.00-11.00	≤10	11-29	≥30
Resposta da PAD à SH	20.14±17.35	0.00 - 54.00	≥16	11-15	≤10
Rácio de Valsalva	1.55±0.40	1.10-2.40	≥1.21	1.11-1.20	≤1.10
HDB	31.82±10.81	13.00-48.75	≥15	11-14	≤10
Rácio 30:15 (PTI)	1.41±0.31	1.08-1.84	≥1.04	1.01-1.03	≤1.00
Rácio de taquicardia	0.80±0.12	0.58-1.00	-	-	-
Rácio de bradicardia	1.21±0.20	0.95-1.60	-	-	-

| RHR | 70.61±12.23 | 53.00-93.00 | - | - | - |

FCR - Frequência cardíaca (batimentos por minuto), PAS - Pressão arterial sistólica (mmHg), PAD - Pressão arterial diastólica (mmHg), HDB (batimentos por minuto) - Resposta da frequência cardíaca à respiração profunda (frequência cardíaca inspiratória máxima - frequência cardíaca expiratória mínima), PTI - Índice de taquicardia postural, RR - Intervalo entre duas ondas R sucessivas, SH - Preensão manual sustentada, CP - Mudança de postura (supina para erecta), * Limite normal determinado nos percentis 5 e 95, ** Ewing *et al*, 1982.

Os índices cardiovasculares autonómicos (ICA), tais como a resposta da PAS à mudança de postura, a resposta da PAD à preensão manual sustentada, o rácio de Valsalva, a resposta da frequência cardíaca à respiração profunda (HDB), o rácio 30:15 ou o índice de taquicardia postural (PTI), o rácio de taquicardia, o rácio de bradicardia e a frequência cardíaca em repouso foram expressos em termos das respectivas médias e limites normais. Estes índices foram apresentados na tabela com os valores de referência fornecidos em 1982 por Ewing et al.

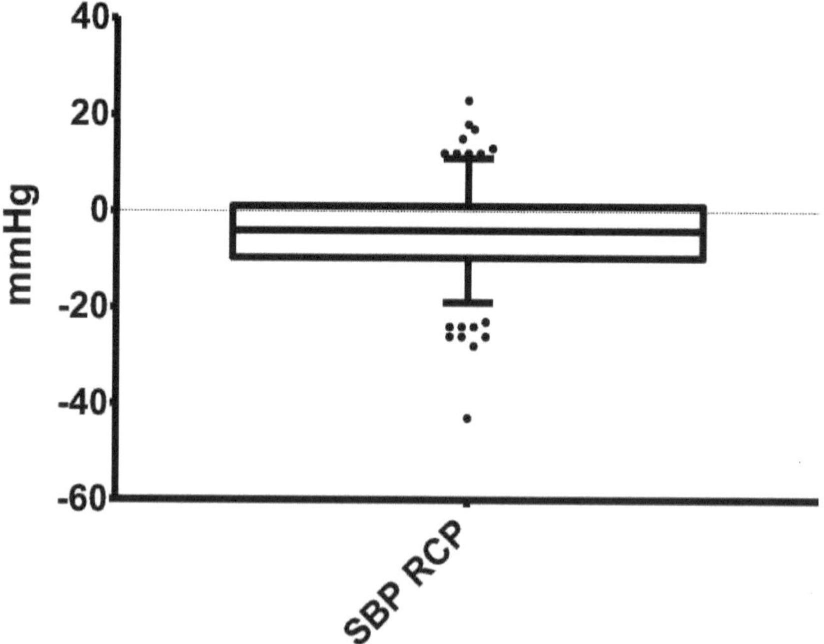

Fig.12 Limites normais da pressão arterial sistólica (PAS) em resposta à mudança de postura (RCP)

* Os limites normais foram determinados nos percentis 5 e 95.

A média e os limites normais para a resposta da pressão arterial sistólica à mudança de postura foram - 4,26 ± 9,17mmHg e -19,00 -ILOOmmHg, respetivamente.

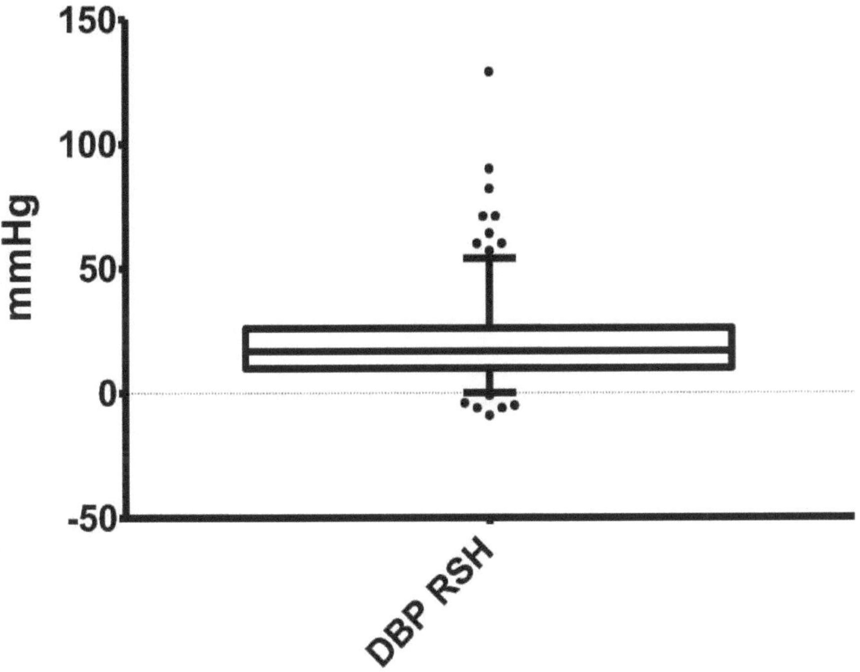

Fig.13 Limites normais da resposta da pressão arterial diastólica (PAD) à preensão manual sustentada (RSH)

* Os limites normais foram determinados nos percentis 5 e 95.

Os limites médio e normal para a resposta da pressão arterial diastólica à preensão manual sustentada foram 20,14 ± 9,17 mmHg e 0,00 - 54,00 mmHg, respetivamente.

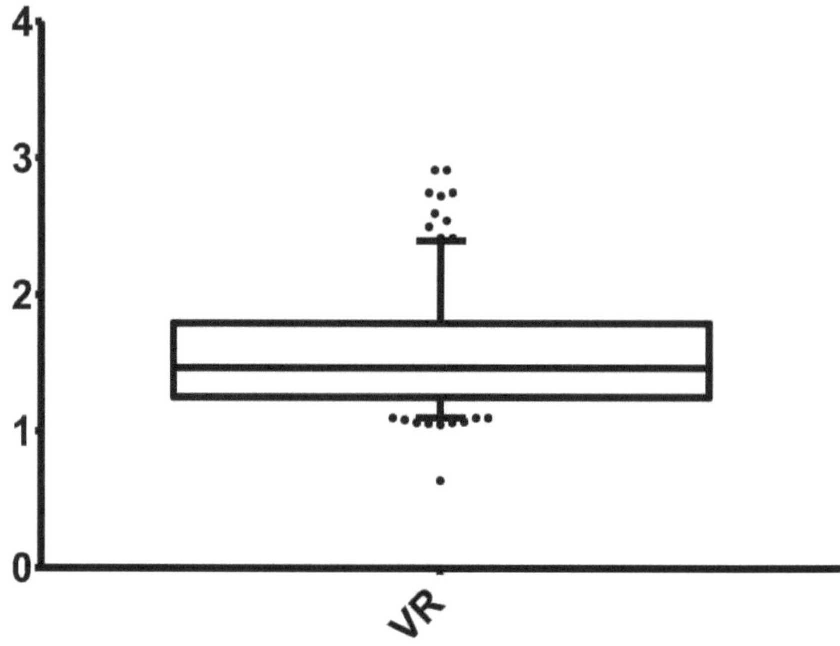

Fig.14   Limites normais do rácio de Valsalva (VR)

* Os limites normais foram determinados nos percentis 5 e 95.

A média e os limites normais do rácio de Valsalva foram 1,55 ± 0,40 e 1,10-2,40, respetivamente.

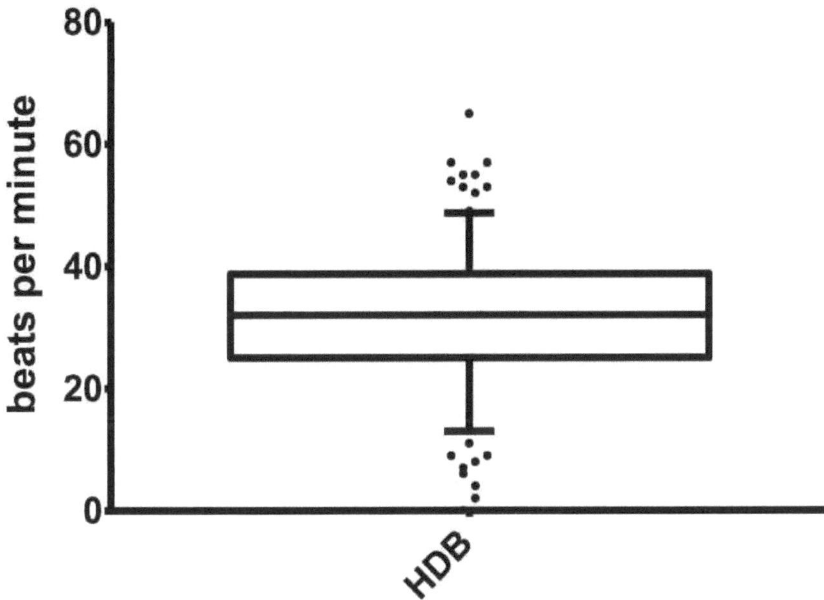

Fig.15   Limites normais da resposta da frequência cardíaca à respiração profunda (HDB)

* Os limites normais foram determinados nos percentis 5 e 95.

A média e os limites normais para a resposta da frequência cardíaca à respiração profunda foram 31,82 ± 10,81 batimentos por minuto e 13,00 - 48,75 batimentos por minuto, respetivamente.

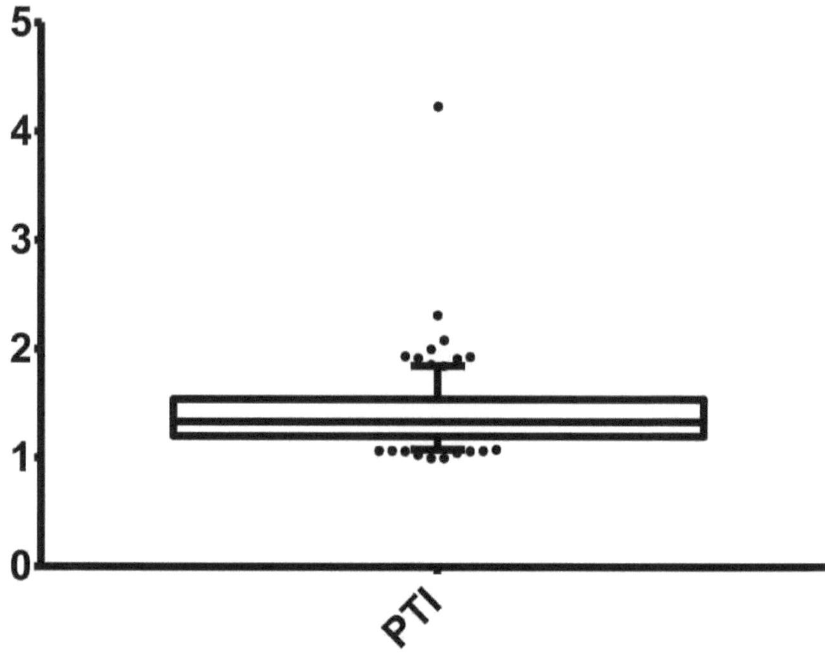

Fig.16   Limites normais do índice de taquicardia postural (PTI)/relação 30:15

*   Os limites normais foram determinados nos percentis 5 e 95.

A média e os limites normais para o índice de taquicardia postural foram 1,41±0,31 e 1,08-1,84, respetivamente.

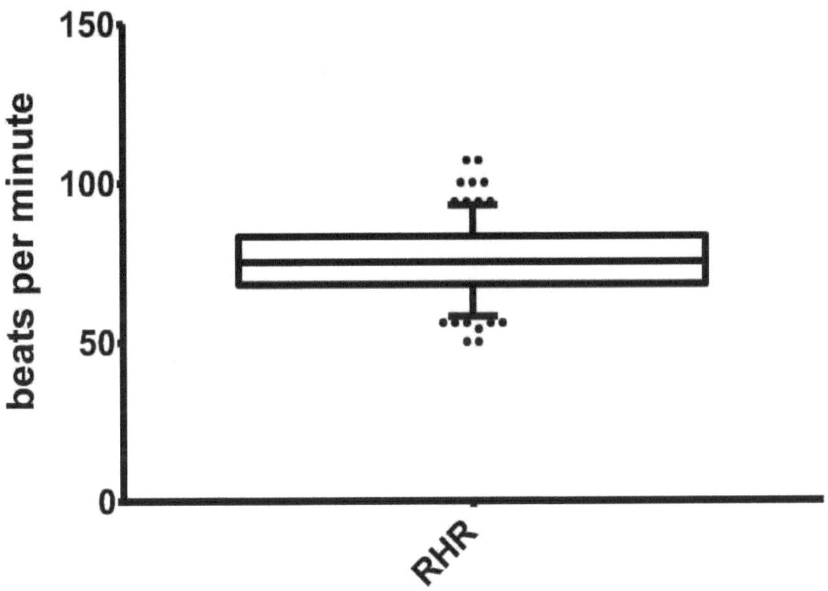

Fig.17 Limites normais da frequência cardíaca em repouso (FCR)

* Os limites normais foram determinados nos percentis 5 e 95.

A média e os limites normais para a frequência cardíaca em repouso foram de 70,61 ± 12,23 batimentos por minuto e 53,00 -93,00 batimentos por minuto, respetivamente.

Quadro 14 Efeitos do sexo nos índices cardiovasculares autonómicos

ACI	Homens (N=98) Média ± DP	Mulheres (N=106) Média ± DP	t	valor de p
Frequência cardíaca em repouso (bpm)	67.95±11.75	73.08±12.20	-3.05	0.003*
Resposta da SBP à PC	-4.92±9.44	-3.65 ±8.92	-0.99	0.352
Resposta da PAD à SH	24.33±19.77	16.26±13.76	3.40	0.001*
Rácio de Valsalva	**1.55±0**.39	**1.55±0**.41	-0.10	0.924
Rácio de taquicardia	0.81±0.12	**0.81±0**.14	0.10	0.920
Rácio de bradicardia	1.22 ±0.21	1.21 ±0.20	0.17	0.866
HDB	31.50± 9.87	32.12±11.65	-0.41	0.682

| Rácio 30:15 (PTI) | 1.41±0.22 | 1.40±0.37 | 0.05 | 0.956 |

* valor de p < 0,05, HDB (batimentos por minuto) -Resposta da frequência cardíaca à respiração profunda (frequência cardíaca inspiratória máxima - frequência cardíaca expiratória mínima), bpm- batimentos por minuto, PTI- Índice de taquicardia postural, ACI- índices autonómicos cardiovasculares, CP-mudança de postura (supina para erecta), SBP-Pressão arterial sistólica (mmHg), DBP-Pressão arterial diastólica (mmHg)

Foi demonstrada uma diferença significativa entre os géneros na frequência cardíaca em repouso (t = -3,05, p = 0,003) e na resposta da pressão arterial diastólica à preensão manual sustentada (t = 3,40, p = 0,001). Não houve diferença estatística significativa entre os sexos em todos os outros índices cardiovasculares autonómicos na tabela14.

Tabela 15 Resposta da FC em repouso e da PA ao handgrip sustentado, de acordo com o sexo

ACI	Homens (N=98)		Mulheres (N=106)	
	Média ± DP	***Limite normal**	**Média ± DP**	***Limite normal**
FC de repouso (bpm)	67.95±11.75	51.00-86.20	73.08±2.20	55.35-94.00
Resposta da PAD à SH	24.33± 19.77	3.90-64.35	16.26 ±13.76	0.00-41.90

FC - Frequência cardíaca, bpm - batimentos por minuto, DP - Desvio padrão, PA - Pressão arterial,

PAD - pressão arterial diastólica (mmHg), SH - preensão manual sustentada, ICA - índices cardiovasculares autonómicos, * Limite normal determinado nos percentis 5 e 95.

A Tabela 15 ilustra que a média e os limites normais foram mais elevados nas mulheres do que nos homens no que respeita à frequência cardíaca em repouso, enquanto que, no que respeita à resposta da pressão arterial diastólica à preensão manual sustentada, a média e os limites normais foram mais elevados nos homens do que nas mulheres.

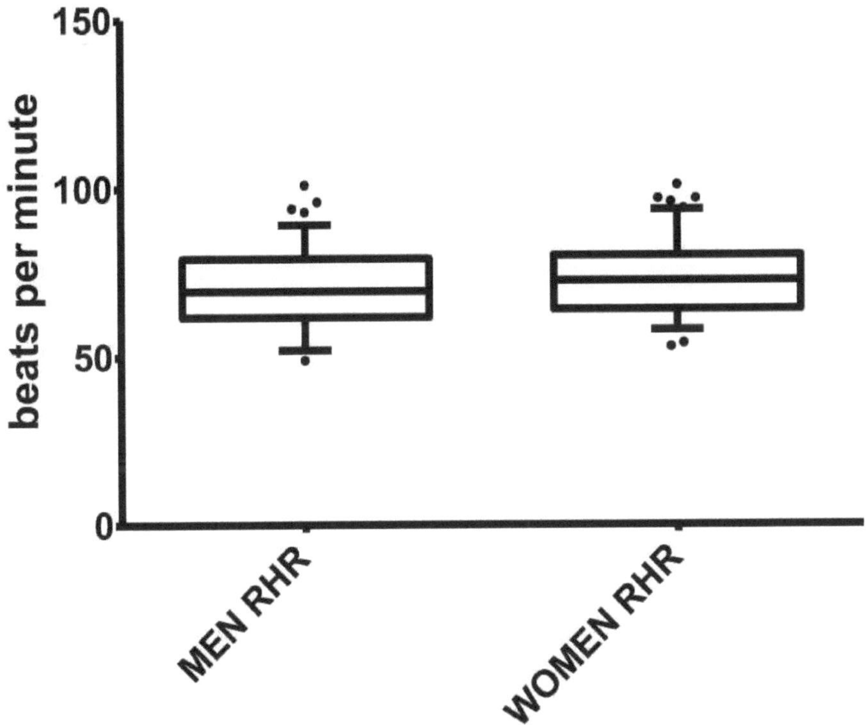

Fig. 18 Diferenças de género na frequência cardíaca em repouso (RHR)

A frequência cardíaca em repouso foi significativamente mais elevada nas mulheres do que nos homens. * Os limites normais foram determinados nos percentis 5 e 95.

A Fig. 18 mostra que a média e os limites normais são mais elevados nas mulheres do que nos homens no que respeita à frequência cardíaca em repouso

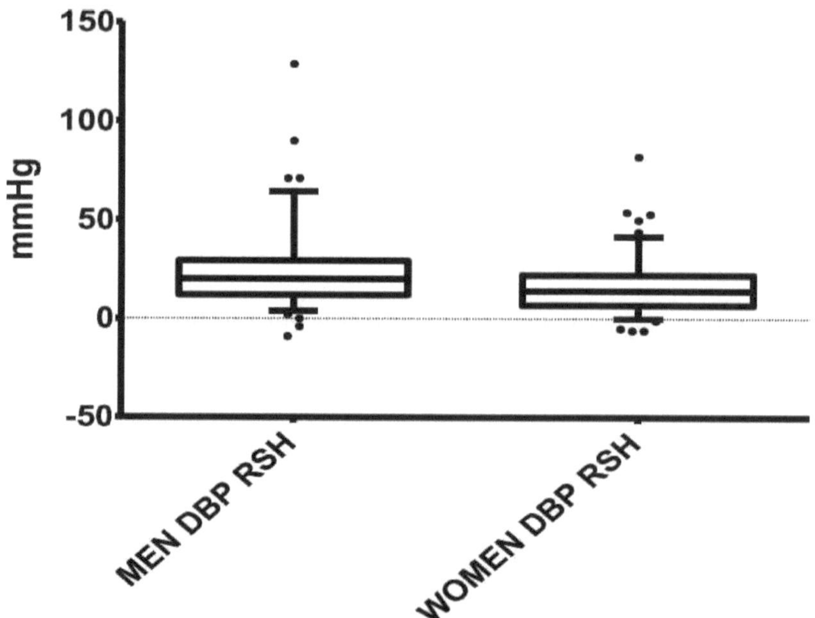

Fig.19 Diferenças entre géneros na resposta da pressão arterial diastólica (PAD) à preensão manual sustentada (RSH)

O aumento da PAD foi significativamente maior nos homens do que nas mulheres em resposta à preensão manual sustentada a 30% da contração voluntária máxima. * Os limites normais foram determinados nos percentis 5 e 95.

4.8 Avaliação das funções autonómicas cardíacas em adultos aparentemente saudáveis

As funções autonómicas cardíacas dos participantes foram avaliadas com base nos limites normais estabelecidos neste estudo e os resultados são apresentados nas Tabelas 16-19. Os testes da função autonómica cardíaca foram agrupados em dois: função simpática e função parassimpática. Os testes da função simpática incluem os dois testes de pressão arterial (resposta da PAS à postura e resposta da PAD à SH), enquanto os testes da função parassimpática incluem todos os índices do teste de frequência cardíaca (razão de Valsalva, HDB e PTI). A avaliação global das funções autonómicas cardíacas foi classificada em normal, anomalia simpática, anomalia parassimpática ou anomalias combinadas (envolvendo ambas as divisões simpática e parassimpática), conforme apresentado nas Tabelas 19 e 20.

Tabela 16 Desempenho dos testes de função autonómica cardíaca (N= 204)

ACI	Normal	Anormal
Resposta da SBP à PC	186(91.2%)	18(8.8%)
Resposta da PAD à SH	180(88.2%)	24(11.8%)
Rácio de Valsalva	189(92.6%)	15(7.4%)
HDB	183(89.7%)	21(10.3%)
Rácio 30:15 (PTI)	187(91.7%)	17(8.3%)

ACI- Autonomie Cardiovascular Indices, HR-Frequência cardíaca (batimentos por minuto), SBP-Pressão arterial sistólica, DBP-Pressão arterial diastólica, CP- CP-mudança de postura (supina para erecta), HDB(batimentos por minuto)-Resposta da frequência cardíaca à respiração profunda (frequência cardíaca inspiratória máxima - frequência cardíaca expiratória mínima) , PTI-Índice de taquicardia postural, PAS-pressão arterial sistólica, PAD-pressão arterial diastólica, RR-Intervalo entre duas ondas R sucessivas, SH-Sustained handgrip

Quadro 17 Avaliação das funções autonómicas cardíacas de acordo com o sexo

ACI	Homens (N=98)		Mulheres (N=106)	
	Normal	Anormal	Normal	Anormal
Resposta da SBP à PC	87(88.78%)	11(11.22%)	99(93.40%)	7(6.60%)
Resposta da PAD à SH	87(88.78%)	11(11.22%)	93(87.74%)	13(12.26%)
Rácio de Valsalva	94(95.92%)	4(4.08%)	95(89.62%)	11(10.38%)
HDB	90(91.84%)	8(8.16%)	93(87.74%)	13(12.26%)
Rácio 30:15 (PTI)	92(93.88%)	6(6.12%)	95(89.62%)	11(10.38%)

ACI- Índices cardiovasculares autónomos, FC-Frequência cardíaca (batimentos por minuto), PAS-Pressão arterial sistólica, PAD-Pressão arterial diastólica, HDB (batimentos por minuto) -Resposta da frequência cardíaca à respiração profunda (frequência cardíaca inspiratória máxima - frequência cardíaca expiratória mínima), PTI - Índice de taquicardia postural, PAS - Pressão arterial sistólica, PAD - Pressão arterial diastólica, RR - Intervalo entre duas ondas R sucessivas, SH - Preensão manual sustentada, CP - Mudança de postura (supina para erecta)

Quadro 18 Critérios para a determinação do estado da função autonómica cardíaca

Categoria	Critérios
Normal	Todos os *cinco testes normais
Anomalia simpática	Anormalidade de um ou ambos os testes de tensão arterial
Anomalia parassimpática	Anormalidade de um ou de todos os três testes de frequência cardíaca
Anomalias combinadas	Anormalidade de qualquer um dos dois testes de tensão arterial e de qualquer um dos três testes de frequência cardíaca

*1. Resposta da pressão arterial sistólica (PAS) à mudança de postura (supina para erecta); 2. Resposta da pressão arterial diastólica (PAD) à preensão manual sustentada a 30% da contração voluntária máxima (CVM); 3.

Quadro 19 Estado da função autonómica cardíaca

Categoria	Frequência	Percentagem (%)
Normal	127	62.3
Anomalia simpática	33	16.2
Anomalia parassimpática	33	16.2
Anomalias combinadas (AC)	11	5.4
Total	204	100

CA- Anomalias simpáticas e parassimpáticas

Em geral, as anomalias do sistema simpático e parassimpático ocorreram em igual frequência entre os voluntários e foram menos frequentes do que as anomalias combinadas.

Quadro 20 Estado da função autonómica cardíaca de acordo com o sexo

Categoria	Frequência	
	Homens	**Mulheres**
Normal	65(66.33%)	62(58.49%)
Anomalia simpática	17(17.35%)	16(15.09%)
Anomalia parassimpática	13(13.26%)	20(18.87%)
Anomalias combinadas (AC)	3(3.06%)	8(7.55%)
Total	98(100.00%)	106(100.00)

CA- Anomalias simpáticas e parassimpáticas, $X^2 = 3,550$, valor de P = 0,314

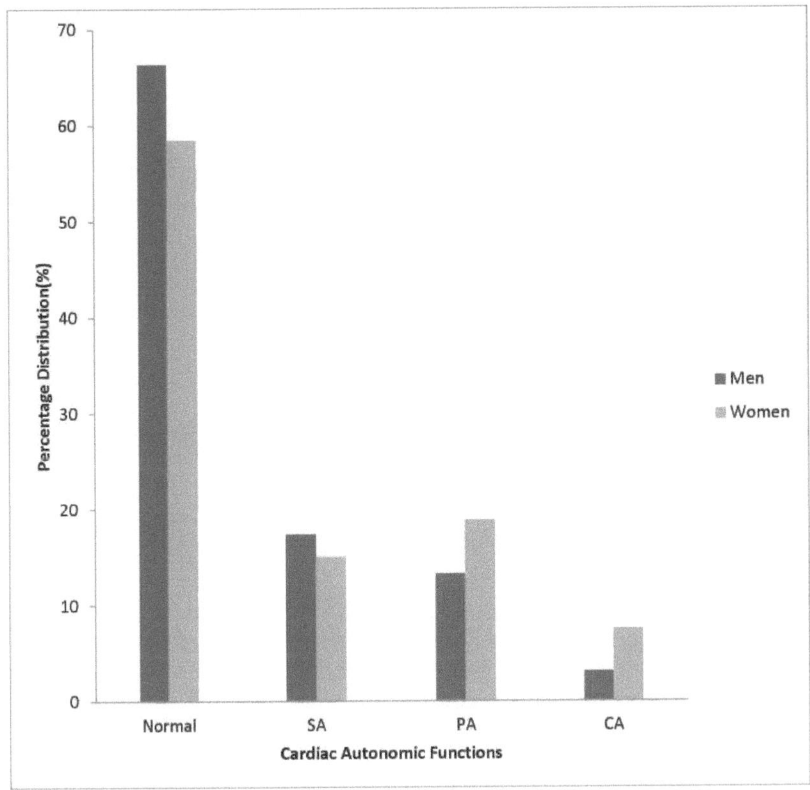

Fig 20 Estado da função autonómica cardíaca de acordo com o sexo

SA - Anomalia simpática, PA - Anomalia parassimpática

CA - Anomalias simpáticas e parassimpáticas combinadas

A Fig. 20 mostra que as anomalias simpáticas ocorreram mais frequentemente nos homens, enquanto as anomalias parassimpáticas e combinadas ocorreram mais frequentemente nas mulheres.

4.9a Efeitos da idade nos índices cardiovasculares autonómicos

Foi calculado um coeficiente de correlação de Pearson para avaliar a relação entre a idade e os índices cardiovasculares autonómicos. A idade foi positivamente correlacionada com a resposta da PAS à postura, a resposta da PAD à preensão manual sustentada, o rácio de Valsalva e o rácio de bradicardia. A idade foi negativamente correlacionada com o rácio de taquicardia, HDB, rácio 30:15 e frequência cardíaca em repouso (Tabela 21).

Quadro 21 Efeitos da idade no ICA

ACI	r	valor de p
Resposta da SBP à PC	0.112	0.109
Resposta da PAD à SH	0.055	0.432
Rácio de Valsalva	0.145	0.039
Rácio de taquicardia	-0.116	0.100
Rácio de bradicardia	0.070	0.321
HDB	-0.250	<0.001**
Rácio 30:15 (PTI)	-0.123	0.079
FC em repouso	-0.119	0.089

N =204, * valor p <0,05, **Correlação significativa entre HDB e idade,

ACI- Autonomie Cardiovascular Indices, HDB (batimentos por minuto) - Resposta da frequência cardíaca à respiração profunda (frequência cardíaca inspiratória máxima - frequência cardíaca expiratória mínima), r-Coeficiente de correlação de Pearson, HR-Frequência cardíaca, PTI- Índice de taquicardia postural, CP-Mudança de postura (supina para erecta)

A idade foi positivamente correlacionada com a resposta da PAS à postura, a resposta da PAD à preensão manual sustentada, o rácio de Valsalva e o rácio de bradicardia. A idade foi negativamente correlacionada com o rácio de taquicardia, HDB, rácio 30:15 e frequência cardíaca em repouso.

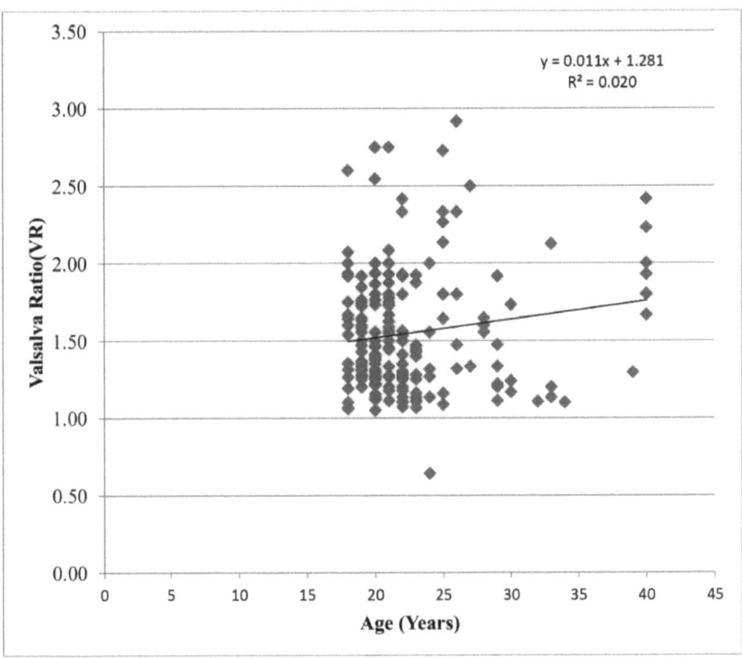

Fig. 21a Relação entre a idade e o rácio de Valsalva, N = 204,

A idade foi positivamente correlacionada com o rácio de Valsalva (r = 0,145, valor de p = 0,039)

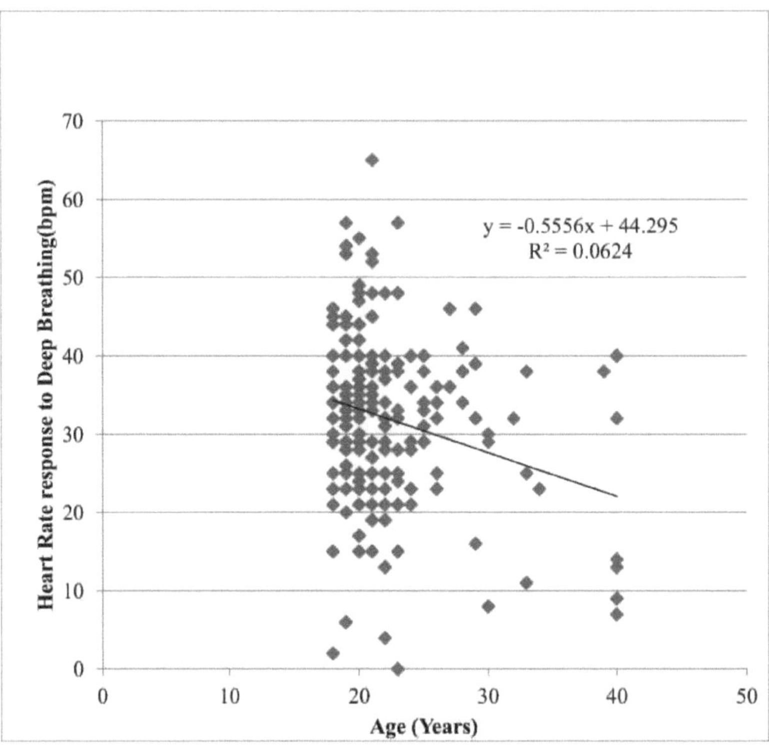

Fig. 21b Relação entre a idade e a resposta da frequência cardíaca à respiração profunda bpm - batimentos por minuto.

A idade foi negativamente correlacionada com a resposta da frequência cardíaca à respiração profunda (r = - 0,250 , valor de p < 0,001),N=204.

4.9b Efeitos da altura e do peso no ICA

Foi calculado um coeficiente de correlação de Pearson para avaliar a relação entre a altura ou o peso e os índices cardiovasculares autonómicos. A altura foi positivamente correlacionada com a resposta da PAS à postura, a resposta da PAD à preensão manual sustentada, o rácio de taquicardia, o rácio de bradicardia e a HDB. A altura foi negativamente correlacionada com o rácio de Valsalva, o rácio 30:15 e a frequência cardíaca em repouso. O peso foi positivamente correlacionado com a alteração postural da PAS, a resposta da PAD à preensão manual sustentada a 30% da contração voluntária máxima, o rácio de Valsalva, o rácio de bradicardia e o rácio 30:15. O peso foi negativamente correlacionado com o rácio de taquicardia, a resposta da frequência cardíaca à respiração profunda e a frequência cardíaca em repouso (Tabela 22).

Quadro 22 Associação entre altura ou peso e ICA

ACI	Altura (m)		Peso (kg)	
	r	valor p	r	valor p
Resposta da SBP à PC	0.107	0.128	0.096	0.172
Resposta da PAD à SH	0.143	0.041	0.091	0.197
Rácio de Valsalva	-0.022	0.759	0.095	0.179
Rácio de taquicardia	0.043	0.546	-0.097	0.169
Rácio de bradicardia	0.026	0.715	0.039	0.582
HDB	0.043	0.540	-0.114	0.105
Rácio 30:15 (PTI)	-0.009	0.902	0.005	0.948
RHR	-0.152	0.030	-0.153	0.029

ICA-índices cardiovasculares autonómicos, * valor de p < 0,05, E-expiração, !-inspiração, PAS-pressão arterial sistólica (mmHg), SH- preensão manual sustentada, PAD-pressão arterial diastólica (mmHg), FCR-frequência cardíaca em repouso (batimentos por minuto), m-metro, kg-quilograma, HDB (batimentos por minuto) - resposta da frequência cardíaca à respiração profunda (frequência cardíaca inspiratória máxima - frequência cardíaca expiratória mínima), IPP- índice de taquicardia postural, PC-Mudança de postura (supina para ereta).

A altura foi positivamente correlacionada com a resposta da PAS à postura, a resposta da PAD à preensão manual sustentada, o rácio de taquicardia, o rácio de bradicardia e a HDB. A altura foi negativamente correlacionada com o rácio de Valsava, o rácio 30:15 e a frequência cardíaca em repouso. O peso foi positivamente correlacionado com a alteração postural da PAS, a resposta da PAD à preensão manual sustentada, o rácio de Valsalva, o rácio de bradicardia e o rácio 30:15. O peso foi negativamente correlacionado com o rácio de taquicardia, a resposta da frequência cardíaca à respiração profunda e a frequência cardíaca em repouso.

4.9c Associação entre o IMC ou a ASC e os índices cardiovasculares autonómicos

Foi calculado um coeficiente de correlação de Pearson para avaliar a relação entre o IMC ou a ASB e os índices cardiovasculares autonómicos. O IMC foi positivamente correlacionado com a resposta da PAS ao PC, o rácio de Valsalva, o rácio de bradicardia e o rácio 30:15. O IMC foi negativamente correlacionado com a resposta da PAD à preensão manual sustentada, o rácio de taquicardia, a frequência cardíaca em repouso e a resposta da frequência cardíaca à respiração profunda. A BSA foi positivamente correlacionada com a alteração postural da PAS, a resposta da PAD ao aperto de mão sustentado, o rácio de Valsalva, o rácio de bradicardia e o rácio 30:15. A BSA foi negativamente correlacionada com o rácio de taquicardia, a resposta da frequência cardíaca à respiração profunda e a frequência cardíaca em repouso (Tabela 23).

Quadro 23 Associação entre o IMC ou a ASB e os índices cardiovasculares autonómicos

ACI	IMC		BSA	
	r	valor p	r	valor p
Resposta da SBP à PC	0.025	0.718	0.111	0.113
Resposta da PAD à SH	-0.001	0.988	0.119	0.090
Rácio de Valsalva	0.136	0.053	0.073	0.296
Rácio de taquicardia	-0.147	0.036	-0.072	0.303
Rácio de bradicardia	0.033	0.644	0.036	0.607
HDB	-0.153	0.029	-0.086	0.219
Rácio E:I	-0.105	0.136	0.036	0.608
Rácio 30:15 (PTI)	0.013	0.854	0.003	0.965
FC em repouso	-0.080	0.255	-0.182	0.009

* valor de p < 0,05, ICA-índices cardiovasculares autonómicos, E-expiração, !-inspiração, PAS-pressão arterial sistólica, SH- preensão manual sustentada, PAD-pressão arterial diastólica, FC-frequência cardíaca, m-metro, kg- quilograma, IMC-índice de massa corporal, BSA-área de superfície corporal, HDB (batimentos por minuto) - resposta da frequência cardíaca à respiração profunda (frequência cardíaca inspiratória máxima - frequência cardíaca expiratória mínima), PTI-índice de taquicardia postural, CP-Mudança de postura (supina para ereta).

O IMC foi positivamente correlacionado com a resposta da PAS à PC, o rácio de Valsalva, o rácio de bradicardia e o rácio 30:15. O IMC foi negativamente correlacionado com a resposta da PAD à preensão manual sustentada, o rácio de taquicardia, a frequência cardíaca em repouso e a resposta da frequência cardíaca à respiração profunda. A BSA foi positivamente correlacionada com a alteração postural da PAS, a resposta da PAD ao aperto de mão sustentado, o rácio de Valsalva, o rácio de bradicardia e o rácio 30:15. A BSA foi negativamente correlacionada com o rácio de taquicardia, a resposta da frequência cardíaca à respiração profunda e a frequência cardíaca em repouso.

CAPÍTULO 5

DEBATE E CONCLUSÃO

5.1 Discussão

Os testes não invasivos estabelecidos das funções autonómicas cardíacas incluem: resposta da pressão arterial diastólica à preensão manual sustentada, resposta da pressão arterial sistólica à mudança de postura, teste de variabilidade da frequência cardíaca, resposta da frequência cardíaca e da pressão arterial à manobra de Valsalva, resposta da frequência cardíaca à respiração profunda, inclinação da cabeça para cima (HUT) e resposta da frequência cardíaca à posição de pé (Ewing *et al*, 1985; Low, 1993; Hejjel e Gal, 2001; Low *et al*, 2013).Estes testes são úteis na avaliação de doentes com suspeita clínica de neuropatias autonómicas cardíacas devido ao risco acrescido de arritmia cardíaca fatal, doença cardíaca isquémica e morte súbita cardíaca (Maser *et al*, 2003; Ziegler, 2004; Kempler, 2003; Ieda e Fukuda, 2009).Os testes são de extrema importância na avaliação da diabetes mellitus, que é em grande parte complicada por disfunções autonómicas cardíacas (Kempler *et al* 2002; Maser *et al*, 2003). O presente estudo avaliou o padrão da função autonómica cardíaca entre jovens adultos aparentemente saudáveis em Ile-Ife. No estudo, foram avaliados seis dos testes não-invasivos normalizados (frequência cardíaca em repouso, alteração postural da PAS, efeitos da preensão manual sustentada na PAD, manobra de Valsalva, alterações da frequência cardíaca na respiração profunda e índice de taquicardia postural).

Entre os participantes, o grupo etário mais frequente foi o dos 21-30 anos, que eram maioritariamente estudantes universitários que não só se disponibilizaram para os testes como foram capazes de compreender e seguir com êxito as instruções da série de testes envolvidos no protocolo do estudo. Além disso, o grupo etário jovem (21-30 anos) estava maioritariamente livre de doenças cardiovasculares, uma vez que o grupo etário mais velho que estava disposto a participar no procedimento foi excluído na fase de rastreio do estudo. Foram comunicados resultados semelhantes entre quatro grupos étnicos na Tanzânia, onde duzentas e setenta e seis pessoas (20-76 anos) foram avaliadas quanto à função autonómica cardíaca, sendo o grupo etário dominante dos participantes o dos 20-29 anos (Torsvik *et al*, 2008). Ao contrário do estudo entre os tanzanianos, em que participaram mais homens, no presente estudo, em geral, mais mulheres conseguiram concluir com êxito o protocolo do estudo. Este facto pode estar relacionado com a presença de menos doenças cardiovasculares na população feminina (Levit *et al*, 2011), o que provavelmente explica o facto de mais mulheres terem passado no teste de rastreio, especialmente no grupo etário entre os 18 e os 20 anos. O padrão de participação no grupo etário dos 21-40 anos foi semelhante ao de Torsvik et al. na Tanzânia, onde participaram mais homens do que mulheres.

A maioria dos participantes (85,5%) neste estudo era de etnia iorubá. Este facto não é surpreendente, uma vez que o local do estudo foi Ile-Ife, uma das cidades fundadoras da região de Yorubaland. Um estudo próximo do presente estudo foi efectuado entre trabalhadores hospitalares da região de Manyara, no norte da Tanzânia, que eram maioritariamente de etnia Cushitic do Sul (Torsvik *et al*, 2008). Verificaram-se diferenças estatísticas entre os géneros nos parâmetros antropométricos médios dos homens e das mulheres em termos de peso, altura e área de superfície corporal. O índice de massa corporal era mais elevado nas mulheres do que nos homens. No entanto, esta diferença não foi estatisticamente significativa. As diferenças de género nos parâmetros antropométricos podem ser influenciadas por variações ligadas ao sexo na distribuição das hormonas corporais. Além disso, factores ambientais, socioculturais e alimentares podem também contribuir para as diferenças na constituição corporal dos participantes.

Em termos epidemiológicos, os limites normais dos parâmetros fisiológicos na população em geral foram geralmente avaliados como estando dentro de dois desvios-padrão (2DP). Os valores normais também podem ser definidos como os valores situados entre os percentis 5 e 95, como foi feito por Torsvik *et al*, 2008. O presente estudo utilizou os percentis 5 e 95 para a estimativa dos valores de corte para a avaliação dos índices cardiovasculares autonómicos. Os valores de corte previamente estabelecidos para a bateria não invasiva de testes de função autonómica cardíaca foram baseados nos valores definidos por Ewing et al entre os caucasianos (Ewing e Clarke, 1982; Ewing *et al*, 1985).

5.1.1 Resposta da pressão arterial sistólica à mudança de postura

A alteração postural da pressão arterial sistólica foi estabelecida como um teste da função autonómica cardíaca, avaliando principalmente a divisão simpática do sistema nervoso autónomo (Ewing e Clarke,1982; Ewing *et al*, 1985). Neste estudo, os resultados da maioria dos indivíduos, 138 (67,6%), revelaram uma elevação da PAS no espaço de 2 minutos após a subida da posição supina para a posição erecta, enquanto em 66 indivíduos (32,4%) se verificou uma descida da PAS durante a subida da posição supina para a posição erecta. No geral, a diferença média na PAS supina e ereta foi de - 4,26 ± 9,17 mmHg com limites normais de -19,00-11,00 mmHg. Com base nisso, a diferença postural na PAS < -19,00 mmHg ou >11,00 mmHg foi considerada anormal na população estudada. O valor de corte previamente obtido de ≤ 10 mmHg foi descrito como normal e um valor >10 mmHg foi considerado anormal (Ewing *et al* 1985).

A resposta da pressão arterial sistólica à mudança postural foi classificada em duas categorias: resposta de aumento da PAS (resposta hipertensiva ou hipertensão ortostática) e resposta de diminuição da PAS (resposta hipotensiva ou hipotensão ortostática). No presente estudo, a resposta hipertensiva, caracterizada pela elevação da pressão arterial após a adoção da postura erecta, ocorreu na maioria dos indivíduos. Ao contrário da resposta hipotensiva comummente descrita, a resposta hipertensiva é um fenómeno clínico pouco apreciado e pouco estudado (Benowitz *et al*, 1996; Fessel e Robertson, 2006).

Os mecanismos de autorregulação asseguram flutuações relativas da pressão arterial com a mudança de postura em indivíduos saudáveis (Bewowitz *et al.*, 1996). A assunção de uma postura erecta a partir da posição supina resulta numa diminuição pequena mas mensurável da PAS devido principalmente a uma redistribuição do volume sanguíneo para o abdómen inferior e para as extremidades sob o efeito da gravidade. Na maioria das pessoas, esta diminuição da pressão arterial é muito ligeira e evanescente devido à mobilização de mecanismos neuro-humorais e barorreflexos para manter a pressão arterial (Bradley *et al*, 2003). Os mecanismos fisiológicos iniciais provocam a resposta hipotensora da pressão arterial sistólica, enquanto os mecanismos compensatórios provocam a restauração da pressão arterial. A falha das respostas fisiológicas compensatórias tem consequências fisiopatológicas que resultam em hipotensão ortostática, que é diagnosticada quando a PAS desce mais de 20 mmHg no espaço de três minutos após a posição de pé a partir da posição supina (Bradley *et al*, 2003). Por outro lado, a resposta hipertensiva emana dos reflexos pressores em resposta à mudança de postura. Estes consistem num aumento do impulso simpático e numa diminuição da atividade do sistema parassimpático. Um aumento da pressão arterial sistólica $\geq$ 20 mmHg quando se está de pé foi descrito como hipertensão ortostática (Fessel e Robertson, 2006). O mecanismo subjacente ao desenvolvimento da hipertensão ortostática não é claramente compreendido, mas foi considerada uma sobrecompensação dos reflexos pressores à alteração postural. As condições associadas à hipertensão ortostática incluem a hipertensão essencial, as disautonomias e a diabetes mellitus tipo 2. O achado de aumento da resposta da PAS à mudança de postura entre adultos jovens saudáveis neste estudo sugere que um envolvimento racial pode desempenhar um papel.

Não houve diferença significativa entre os sexos na resposta da PAS à mudança postural em relação às respostas de aumento ou diminuição da PAS. Além disso, no que diz respeito ao valor médio da alteração da PAS, não se registou uma diferença significativa entre homens e mulheres. Esta última constatação foi contrária aos resultados de Ludwig *et al*., 2001, que verificaram que a queda absoluta da PAS nos homens era superior à das mulheres. Este facto pode ter ocorrido no estudo devido à pequena dimensão da amostra de 12 (6 homens e 6 mulheres) em comparação com o presente estudo de 98 homens e 106 mulheres. Além disso, num estudo anterior (Barantke *et al*., 2008), foram previamente descritas diferenças significativas entre os sexos no que diz respeito às respostas autonómicas numa vasta gama de faixas etárias (10-88 anos). A diferença entre os géneros foi atribuída à variabilidade na distribuição dos neuroefectores em ambos os sexos (Ludwig *et al*, 2001).

5.1.2 Resposta da pressão arterial diastólica à preensão manual sustentada a 30% da CVM

O handgrip sustentado é um dos testes não invasivos padronizados da função autonómica cardíaca. Foi concebido principalmente para a avaliação das alterações sobretudo na divisão simpática do SNA (Ewing e Clarke, 1982; Ewing *et al*, 1985). Durante a preensão manual sustentada, ocorre um aumento acentuado da pressão arterial, devido a um aumento do débito cardíaco dependente da frequência cardíaca com uma resistência vascular periférica inalterada (Ewing e Clarke, 1982). O aumento da PAD foi estimado subtraindo a PAD média sentada antes do handgrip da média da PAD máxima dentro de 5 minutos após 30% da CVM. No presente estudo, a média $\pm$ DP e o limite normal de aumento da PAD em resposta ao handgrip sustentado foram 20,14 $\pm$ 17,35 mmHg e 0,00-54,00 mmHg, respetivamente. Um valor de aumento da PAD < 0,00 mmHg ou > 54,00 mmHg seria considerado anormal em ambos os sexos. No estudo anterior de Ewing e Clarke, 1982, um valor $\geq$ 16 mmHg foi considerado normal, enquanto um valor $\leq$ 5 mmHg foi considerado anormal. Observou-se que os dados disponíveis sobre o estudo da função autonómica na população africana, realizado na Tanzânia por Torsvik *et al*, 2008, não dispunham de um intervalo de referência para a resposta da PAD à preensão manual sustentada, devido à indisponibilidade de um dinamómetro de preensão manual para a determinação da contração voluntária máxima.

No presente estudo, foi encontrada uma diferença significativa entre os géneros na resposta da PAD à preensão manual sustentada. O aumento da PAD foi maior nos homens do que nas mulheres (Tabela 15 e Fig. 19). Este facto foi consistente com estudos anteriores que descreveram um aumento menor da PAD após exercício isométrico nas mulheres, em comparação com os homens (Ewing *et al.*, 1974; Senthilvelou *et al.*, 2006), o que implica que devem ser definidos valores de corte diferentes para homens e mulheres no que diz respeito à resposta da PAD ao preensão manual sustentada. Ao contrário de estudos anteriores (Ewing e Clarke,1982; Ewing *et al*,1985) que definiram o mesmo valor de corte para ambos os géneros, o presente estudo definiu valores médios e limites normais diferentes para homens e mulheres no que respeita à resposta da PAD à preensão manual sustentada. A média ± DP (limites normais) para o aumento da PAD em 5 minutos de preensão manual sustentada para homens e mulheres. Foi descrito que as mulheres na pré-menopausa têm um menor suporte da PA pelo SNA relacionado com a atividade simpatoadrenal tónica e um amortecimento barorreflexo (BRB) da PA menos eficaz do que os homens da mesma idade (Christou *et al*, 2005). Foi observado que a diferença entre homens e mulheres em resposta à preensão manual sustentada se deveu a um nível mais elevado de reserva vasoconstritora e de fluxo simpático nos homens durante os exercícios isométricos (Sanchez *et al*, 1980; Senthilvelou *et al*, 2006).

5.1.3 Frequência cardíaca em repouso

A frequência cardíaca em repouso reflecte o equilíbrio das influências parassimpáticas e simpáticas no nódulo sinoatrial, sendo que uma frequência cardíaca mais elevada indica uma diminuição da influência parassimpática ou uma sobreactividade da influência simpática (Malpas, 2010). O aumento da frequência cardíaca em repouso é um fator de previsão da mortalidade cardiovascular em indivíduos com e sem doença cardiovascular diagnosticada (Dyer *et al*, 1980; Kannel *et al*, 1987; Fox *et al*, 2007; Johansen *et al*, 2013). No presente estudo, a frequência cardíaca média em repouso (limites normais) foi de 70,61÷12,23 (53,00-93,00) batimentos por minuto para ambos os sexos. A média da frequência cardíaca em repouso (limites normais) das mulheres [73,08÷12,20 (55,35-94,00) batimentos por minuto] foi significativamente mais elevada (t = -3,05, p= 0,003) do que a dos homens [67,95±11,75 (51,00-86,00) batimentos por minuto].

A frequência cardíaca em repouso é uma boa medida do equilíbrio do sistema nervoso autónomo, uma vez que a redução da atividade parassimpática provoca taquicardia em repouso, o que evidencia uma falha autonómica (Boulton *et al*, 2005). Existem provas que demonstram que os limites de referência anteriormente utilizados de 60-100 batimentos por minuto para a frequência cardíaca em repouso e o valor de corte >100 batimentos por minuto para a taquicardia sinusal ou <60 batimentos por minuto para a bradicardia sinusal têm de ser revistos à luz das provas emergentes de que os limites de referência podem não ser aplicáveis universalmente, tal como salientado anteriormente por Palatini (Palatini, 1999) e também apoiado pelo presente estudo.

5.1.4 Resposta da frequência cardíaca à manobra de Valsalva

A manobra de Valsalva consiste em quatro fases de alterações agudas e de curta duração da frequência cardíaca e da pressão arterial. As respostas da frequência cardíaca são o resultado de mecanismos reflexos, predominantemente de origem barorreceptora, que envolvem principalmente o sistema nervoso autónomo parassimpático (Eckberg, 1980; Low, 1993). No presente estudo, foi avaliada a variação dos intervalos RR 30s antes do esforço, a média dos intervalos RR mais longos durante os 15s de esforço e a média dos intervalos RR mais longos durante os 20s após o esforço da manobra de Valsalva. Durante a manobra de Valsalva, as seguintes observações foram feitas de forma consistente: pico das ondas P e T, encurtamento dos intervalos RR e aumento da frequência cardíaca. Dentro de 20 segundos após o esforço, foram feitas as seguintes observações: reversão das ondas P e T para as morfologias anteriores ao esforço, alargamento dos intervalos RR e redução da frequência cardíaca (não necessariamente bradicardia). Além disso, foi observada uma pausa pós-esforço de 1,28-12,76s em 6,86% dos participantes. A pausa pós-esforço foi mais frequente nas mulheres do que nos homens. As alterações nos intervalos RR foram semelhantes a observações anteriores sobre a manobra de Valsalva (Ewing *et al*,1982), no entanto, os dados comparativos são escassos no que diz respeito a outros achados, como a pausa pós-esforço e a morfologia das ondas P e T durante o período de esforço.

Os índices cardiovasculares autónomos derivados da variabilidade da RR incluem: Rácios de Valsalva, taquicardia e bradicardia. O rácio de Valsalva é uma medida fiável da função autonómica cardíaca (Yale, 2005). Os limites normais do rácio de Valsalva neste estudo foram 1,10-2,40. Neste estudo, a razão de Valsalva < 1,10 ou > 2,40 pode ser considerada anormal na população estudada. Os valores de referência previamente citados definidos por Ewing *et al*, 1982, descrevem o rácio de Valsalva normal como um valor $\geq$ 1,21 e o valor anormal como um valor $\leq$ 1,10. Os dados para comparação na população africana são escassos. Os dados disponíveis sobre a bateria de testes de função autonómica cardíaca na Tanzânia fornecidos por Torsvik *et al*, 2008 omitiram a resposta da frequência cardíaca à manobra de Valsalva devido à falta de instalações para o procedimento no país. Por conseguinte, o resultado do presente estudo fornece dados de referência na procura da definição do padrão da função autonómica cardíaca entre os negros. Na população estudada, não houve diferença significativa entre os sexos na razão de Valsalva. Esse achado foi semelhante ao relatório de Ghandhi *et al*., 2011, que não encontrou diferença estatística significativa entre homens e mulheres no que diz respeito à razão de Valsalva. No entanto, Piha, 1993 relatou um valor significativamente maior para a razão de Valsalva em mulheres cuja idade era > 50 anos. O rácio de taquicardia e o rácio de bradicardia foram descritos como índices da função parassimpática durante as manobras de Valsalva (Pal *et al*, 2004). No presente estudo, a média $\pm$ DP (limites normais) do rácio de taquicardia e do rácio de bradicardia foi de 0,80 $\pm$ 0,12 (0,58-1,00) e 1,21 $\pm$ 0,20 (0,95-1,60), respetivamente. No entanto, são escassos os dados sobre os limites de referência e a relevância clínica dos índices cardiovasculares autonómicos.

5.1.5 Resposta da frequência cardíaca à respiração profunda (HDB)

A HDB é um dos índices mais fiáveis das funções parassimpáticas cardíacas. A função da divisão parassimpática do SNA é reduzida no início do desenvolvimento da neuropatia autonómica cardíaca e a variabilidade da frequência cardíaca induzida pela respiração profunda é quase exclusivamente mediada pelas fibras parassimpáticas (Ewing *et al*, 1985; May *et al*, 1999). A HDB foi avaliada como a diferença entre a frequência cardíaca máxima e mínima durante a respiração profunda. No presente estudo, observou-se que a frequência cardíaca aumentou durante a inspiração e diminuiu durante a expiração na maioria dos participantes. Houve associação de pico e aumento da amplitude das ondas P durante a inspiração. As amplitudes médias da onda P inspiratória e expiratória foram de 1,54 $\pm$ 0,58 mm e 1,03 $\pm$ 0,44 mm, respetivamente. O HDB médio estimado a partir da subtração da frequência cardíaca máxima durante a inspiração da frequência cardíaca mínima durante a expiração foi de 31,82 $\pm$ 10,81 batimentos por minuto. Os limites normais do HDB variaram de 13,00-48,75 batimentos por minuto. Isso implicava que os HDB menores que 13,00 batimentos por minuto ou maiores que 48,75 batimentos por minuto eram considerados anormais. O valor de corte inferior para o HDB neste estudo foi ligeiramente superior aos 10 batimentos por minuto definidos por Ewing e Clarke, 1982. O valor de corte superior não foi discutido por Ewing e Clarke no seu estudo inicial sobre a variação da frequência cardíaca na respiração profunda (Ewing e Clarke, 1982). Neste estudo, embora a HDB durante a respiração profunda tenha sido maior nas mulheres (32,12 ± 11,65 batimentos por minuto) do que nos homens (30,77 ± 11,98 batimentos por minuto), a diferença não foi estatisticamente significativa. Foi estabelecido entre os caucasianos que a HDB era significativamente afetada pela idade. A HDB diminui com o aumento da idade (O'Brien *et al* 1986; Shields, 2009). Da mesma forma, no presente estudo, a idade foi negativamente correlacionada com o HDB. Isso pode ser devido à alteração da função parassimpática relacionada à idade (O'Brien *et al* 1986, Shields, 2009).

5.1.6 Resposta imediata da frequência cardíaca à posição de pé

A resposta imediata da frequência cardíaca à posição de pé é um teste não invasivo estabelecido da FAC. Foi considerado muito útil na avaliação da função parassimpática. O IPT foi avaliado com o auxílio de um eletrocardiógrafo e o eletrocardiograma impresso foi avaliado quanto ao intervalo RR mais curto, por volta do 15º batimento, e o intervalo RR mais longo, por volta do 30º batimento, depois de se levantar de uma posição supina. A resposta caraterística da frequência cardíaca foi expressa pelo rácio 30:15 ou pelo índice de taquicardia postural.

No presente estudo, o intervalo RR mais curto, indicando a frequência cardíaca máxima, não foi obtido exatamente no 15º batimento, enquanto o intervalo RR mais longo (indicando a frequência cardíaca mínima) não foi obtido no 30º batimento da posição de pé. A pausa imediata após a posição de pé (IPSP), um fenómeno caracterizado pela ausência de onda P, complexo QRS e ondas T imediatamente após a assunção de uma postura erecta a partir da posição supina, foi observada na maioria dos participantes. O IPSP variou de 0,72-17,24s e foi registado em 139 participantes (68,14% do número total). A média e a mediana da PSIP foram de 4,87 ± 3,33s e 3,64s, respetivamente. O limite superior de normalidade do IPSP obtido neste estudo foi de 10,76s. O valor médio do IPSP em homens e mulheres foi de 3,68 ± 3,91s e 2,98 ± 3,20s, respetivamente. Este provável fenómeno fisiológico foi mais frequentemente observado nos homens. A maioria dos participantes com IPSP não apresentava sintomas ortostáticos. O IPSP foi um fenómeno observável neste estudo, mas não foi possível encontrar documentação prévia na literatura e o significado fisiológico ou clínico do IPSP é incerto. Talvez a IPSP também possa ter uma conotação racial, uma vez que foi observada na maioria dos participantes.

No presente estudo, a média da relação 30:15 (IPT) foi de 1,41 ± 0,31 e o limite normal da IPT foi de 1,08-1,84. Isso implica que o IPT anormal ocorre quando o IPT < 1,08 ou > 1,84. De acordo com Ewing e Clarke, 1982, o IPT ≤ 1,00 foi considerado anormal, embora não tenha sido mencionado um limite superior para a anormalidade. O PTI que variava entre 1,01-1,03 foi descrito como indicador de função autonómica limítrofe (Ewing e Clarke, 1982; Ewingct *al*, 1985).

5.1.7 Avaliação global das funções autonómicas cardíacas (CAF)

A avaliação da FAC entre os adultos da população estudada revelou que as disfunções autonómicas subclínicas/anormalidades podem ocorrer entre adultos aparentemente saudáveis, apesar do seu perfil clínico e antropométrico normal. As anormalidades da função simpática ou parassimpática cardíaca ocorreram em igual proporção (16,2% cada) e foram mais frequentes do que as anormalidades parassimpáticas e simpáticas combinadas, que ocorreram em 11 (5,4%) dos participantes. A associação entre sexo e FAC também foi observada neste estudo. No entanto, essa associação não foi estatisticamente significativa, mas parece que o sexo desempenhou algum papel na determinação do padrão de anormalidades da FAC. Na avaliação geral, mais homens apresentaram FAC normal do que mulheres. Observou-se que mais homens apresentavam anormalidades simpáticas do que mulheres e mais mulheres apresentavam anormalidades parassimpáticas e combinadas (envolvendo divisões parassimpáticas e simpáticas) do que homens. Estes resultados estão de acordo com os resultados de testes de reflexos autonómicos cardiovasculares em 224 indivíduos saudáveis, selecionados aleatoriamente, que revelaram diferenças de género entre homens e mulheres. O estudo mostrou que a resposta da frequência cardíaca à respiração profunda, uma medida da função parassimpática, era significativamente mais elevada nas mulheres do que nos homens com idade inferior a 50 anos, enquanto a resposta da pressão arterial diastólica à preensão manual sustentada, uma medida da função simpática, era mais elevada nos homens do que nas mulheres com idade inferior a 50 anos (Piha, 1993). Os dados sobre a avaliação global dos testes de FAC não invasivos em adultos aparentemente saudáveis são escassos e este aspeto da investigação exige uma maior exploração.

5.1.8 Efeitos da idade e das medidas antropométricas nos índices cardiovasculares autonómicos

O envelhecimento está associado à alteração do CAF, especialmente após os 40 anos de idade. O envelhecimento está associado a uma maior dependência do controlo simpático das respostas cardíacas e a uma menor capacidade de resposta vagal. A modulação vagal diminuída do coração pode estar relacionada com a alteração da descarga neural vagal para o nódulo sinoatrial ou com uma alteração na capacidade funcional do próprio pacemaker cardíaco (Shannon *et al*, 1987). No presente estudo, a idade foi positivamente correlacionada com a alteração postural na PAS, com os efeitos da preensão manual sustentada na PAD, com o rácio de Valsalva e com o rácio de bradicardia. A idade foi negativamente correlacionada com o rácio de taquicardia, HDB, rácio 30:15 e frequência cardíaca em repouso.

As medidas antropométricas corporais, como altura, peso, índice de massa corporal e área de superfície corporal, são determinantes importantes com base nos quais alguns parâmetros fisiológicos são padronizados. No presente estudo, a altura foi positivamente correlacionada com a alteração postural da PAS, a resposta da PAD à preensão manual sustentada e os rácios de taquicardia e bradicardia. A altura foi negativamente correlacionada com o rácio de Valsava, o rácio 30:15 e a frequência cardíaca em repouso. O peso foi positivamente correlacionado com a alteração postural da PAS, a resposta da PAD à preensão manual sustentada, o rácio de Valsalva, o rácio de bradicardia e o rácio 30:15. O peso foi negativamente correlacionado com o rácio de taquicardia, as alterações da frequência cardíaca com a respiração e a frequência cardíaca em repouso. Além disso, o IMC foi positivamente correlacionado com a alteração postural na PAS, rácio de

Valsalva, rácio de bradicardia e rácio 30:15. O IMC foi negativamente correlacionado com a resposta da PAD à preensão manual sustentada, o rácio de taquicardia, a frequência cardíaca em repouso e a resposta da frequência cardíaca à respiração profunda. A BSA foi positivamente correlacionada com a alteração postural da PAS, a resposta da PAD à preensão manual sustentada, o rácio de Valsalva, o rácio de bradicardia e o rácio 30:15. A BSA foi negativamente correlacionada com o rácio de taquicardia, alterações da frequência cardíaca com a respiração e frequência cardíaca em repouso. Em todos estes casos, as associações da altura, peso, IMC e AST com os testes de função autonómica cardíaca foram fracas. Na avaliação das alterações da função autonómica cardíaca em diferentes níveis de índice de massa corporal entre 1437 participantes (baixo peso = 74, peso normal = 588, excesso de peso = 313, obesidade classe 1 = 390 e classe II = 72), observou-se que a CAF se alterou significativamente entre o excesso de peso e a obesidade, no sentido de um aumento do tónus simpático e de uma diminuição da modulação parassimpática do coração. O baixo peso não foi aparentemente associado a alterações significativas no CAF (Wu *et al*, 2008). Nenhum estudo anterior revelou que os testes de função autonómica cardíaca tivessem sido indexados com base nas medidas antropométricas do corpo. Isso pode ser devido à fraca associação entre os parâmetros antropométricos e o CAFT, como destacado neste estudo.

5.2 Conclusões e recomendações

Conclusão

Este estudo permitiu tirar as seguintes conclusões;

1.   Este estudo definiu os limites normais dos índices cardiovasculares autonómicos numa população negra.

2.   Os limites normais dos índices cardiovasculares autonómicos definidos por este estudo variaram em relação aos valores previamente estabelecidos entre os caucasianos.

3.   A resposta de aumento da pressão arterial sistólica (PAS) ocorreu mais frequentemente do que a resposta de diminuição da PAS aquando da mudança postural da posição supina para a posição erecta.

4.   A pausa imediata após a posição de pé (IPSP), que varia entre 0,72 e 17,24 segundos, foi um fenómeno comum observado na maioria dos participantes neste estudo.

5.   Existe uma diferença significativa entre os géneros na frequência cardíaca em repouso e na resposta da pressão arterial diastólica à preensão manual sustentada a 30% da contração voluntária máxima.

6.   As disfunções autonómicas cardíacas subclínicas e assintomáticas podem ocorrer em adultos aparentemente saudáveis.

Recomendações

Este estudo permitiu formular as seguintes recomendações:

1.   A pausa imediata após a paragem (IPSP) deve ser mais investigada para determinar o seu significado fisiológico e clínico.

2.   A avaliação das funções autonómicas cardíacas na população negra saudável de meia-idade e idosa deve

ser realizada a fim de estabelecer os limites normais dos índices autonómicos cardiovasculares.

3.	Devem ser utilizados valores normativos diferentes para homens e mulheres na avaliação da resposta da pressão arterial diastólica à preensão manual sustentada e à frequência cardíaca em repouso.

4.	A avaliação das funções autonómicas cardíacas na população negra deve basear-se nos limites normais estabelecidos na população e não nos valores de referência caucasianos.

5.	Deve ser dada prioridade à criação de Laboratórios de Função Autonómica Cardiovascular (CAFL) nas instituições terciárias da Nigéria.

REFERÊNCIAS

Adigun, A. Q., Asiyanbola, B e Ajayi, A. A. (2001).Função autonómica cardíaca em negros com insuficiência cardíaca congestiva: ação vagomimética, alteração do equilíbrio simpatovagal e o efeito da inibição da ECA no tónus vagal central e periférico. Biologia Celular e Molecular. 47, 1063-1067.

Aicher, S.A e Randich, A.(1990). Antinocicepção e respostas cardiovasculares produzidas por estimulação eléctrica no núcleo do trato solitário, no núcleo reticular ventral e na cauda medular. Pain. 42, 103-119.

Akselrod, S., Gordon, D., Ubel, F.A., Shannon, D.C., Berger, A.C e Cohen, R.J. (1981). Power spectrum analysis of heart rate fluctuation: a quantitative probe of beat-to-beat cardiovascular control. Science. 213, 220-222.

Academia Americana de Neurologia. (1996). Avaliação: Clinical autonomic testing report of the Therapeutics and Technology Assessment Subcommittee of the American Academy of Neurology. Neurology. 46:873-880.

Associação Americana de Diabetes e Academia Americana de Neurologia. (1992). Actas de uma conferência de desenvolvimento de consenso sobre medidas padronizadas na neuropatia diabética. Diabetes Care.15, **1080-1107.**

Anigbogu,C.N., Isichei, C.V eAjuluchukwu, J.N.(2012).Pressão arterial, frequência cardíaca, reflexos cardiovasculares e alterações electrocardiográficas em alguns nigerianos hipertensos. Jornal Nigeriano de Ciências Fisiológicas. 27, 023-027.

Araoye, M.O. (2003). Metodologia de investigação com estatística para a saúde e as ciências sociais.

Nigéria. Nathadex Publishers, Ilorin. 115-118.

Araujo, C.G., Nobrega, A.C e Castro, C.L.(1992). Respostas da freqüência cardíaca à respiração profunda e a 4 segundos de exercício antes e após bloqueio farmacológico com atropina e propranolol. Clinical Autonomic Research. 2, 35-40.

Bainbridge, F.A.(1915).The influence of venous filling upon the rate of the heart. Journal ofPhysiology.50: 65-84.

Bainbridge, F.A. (1920). A relação entre a respiração e a frequência de pulso. Journal of Physiology. 54, 192-202.

Baldwa,V. S e Ewing, D.J.(1977). Resposta da frequência cardíaca à reprodutibilidade da manobra de Valsalva em indivíduos normais e relação com a variação da frequência cardíaca em repouso em diabéticos. British Heart Journal. 39, 641-644.

Bannister, R e Mathias, C. J. (1999). Introdução e classificação das perturbações autonómicas.

In: Mathias, C.J e Bannister, R.J.(eds).Autonomic failure: A textbook of clinical disorders of the autonomic nervous system (4th ed).London. Oxford Press. pvii-xii.

Barantke, M., Krauss,T., Ortak, J.,Lieb,W.,Reppel,M., Burgdorf,C., Pramstaller,P.P., Schunkert, H e

Bonnemeier, H. (2008). Effects of gender and aging on differential autonomic responses to orthostatic manoeuvres. Journal of Cardiovascular Electrophysiology.19 (12), 1296-1303.

Barret, K. E., Barman, S. M., Boitano, S e Brooks, H. L.(Eds).(2010). Ganong's review of medical physiology (23ª Ed.). Ásia. McGraw Hill Companies. Inc. p490.

Barold, S.S. (2003). Willem Einthoven e o nascimento da eletrocardiografia clínica há cem anos. Cardiac Electrophysiology Review.7, 99-104.

Bayliss, W. M e Starling, E. H.(1891).On the electrical variations of the heart in man.

Journal ofPhysiology. 13, lviii-lix.

Bennett, T., Farquhar, I.K., Hosking, D.J e Hampton, J.R. (1978).Assessment of methods for estimating autonomic nervous control of the heart in patients with diabetes mellitus. Diabetes. 27, 1167-1174.

Bigger, J.T., Fleiss, J.L., Steinman, R. C., Rolnitzky, L. M., Kleiger, R.E e Rottman, J.N. (1992). Medidas do domínio da frequência da variabilidade do período cardíaco e mortalidade após enfarte do miocárdio. Circulation. 85, 164-171.

Bird, T.D., Reenan, A.M e Pfeifer, M. (1984). Função do sistema nervoso autónomo em doenças neuromusculares genéticas. Neuropatia sensório-motora hereditária e distrofia miotónica. Arquivos de Neurologia. 41, 43-46.

Benowitz, N.L., Zevin, S., Carlsen, S.,Wright, J., Schambelan, M e Cheitlin, M.(1996). Hipertensão ortostática devido a hipersensibilidade adrenérgica vascular. Hypertension, 28, 42-46.

Benson, A.S.(1968). Problemas de impedância pele-electrodo em eletrocardiografia. American Heart Journal.76, 514-525.

Boulton, A.J.,Vinik, A.I., Arezzo, J.C., Bril,V., Feldman.E.L., Freeman, R., Malik, R. A., Maser, R.E., Sosenko, J.M e Ziegler, D. (2005). Neuropatias diabéticas: A statement by the American Diabetes Association. Diabetes Care. 28, 956-962.

Borst, C., Weiling, W., van Brederode, J.F.M., Hond, A., DeRijk, L.G e Dunning, A.J.

(1982). Mecanismos de resposta inicial da frequência cardíaca à mudança postural. American Journal of Physiology. 243, H676-H681.

Boyett, M.R. and Dobrzynski, H.(2007).The sinoatrial node is still setting the pace 100 years after its discovery. Circulation Research.100:1543.

Bradley, J.G e Davis, K.A.(2003).Orthostatic hypotension. American Family Physician. 68(12), 2393-2398.

Brooks-Fournier, R e Coggeshall, R.E.(1981).The ratio of preganglionic axons to

células pós-ganglionares no sistema nervoso simpático do rato. Journal of Comparative Neurology.197, 207-216.

Cannon, W. B. (1929). Organization forphysiological homeostasis. Physiological Reviews. 9, 399431.

Cannon, W.B e Bacq, Z.M. (1931).Estudos sobre as condições de atividade dos órgãos endócrinos. XXVI. Uma hormona produzida por ação simpática no músculo liso. American Journal of Physiology. 96, 392.

Choi, J.B., Hong, S., Nelesen, R., Bardwell, W.A., Natarajan, L, Schubert, C e Dimsdale, J.E. (2006). Age and ethnicity differences in short-term heart-rate variability (Diferenças de idade e etnia na variabilidade da frequência cardíaca a curto prazo). Psychosomatic Medicine. 68,421-426.

Christou, D.D., Jones, P. P., Jordan, J., Diedrich, A., Robertson, D e Seals, D.R.(2005).As mulheres têm um suporte autonómico tónico da pressão arterial mais baixo e um amortecimento barorreflexo menos eficaz do que os homens. Circulation. 111: 494- 498.

Chugh, S. N. (2006). Livro de texto de eletrocardiografia clínica. (2ª Ed). Índia. Jaypee Brothers Medical Publishers Ltd. p1-6.

Cohen, J., Low, P., Fealey, R., Sheps, S e Jiang, N.S.(1987).Somatic and autonomic function in progressive autonomic failure and multiple system atrophy. Annals ofNeurology. 22, 692 - 699.

Coleman, T.G. (1980). Controlo barorreflexo arterial da frequência cardíaca no rato consciente. American Journal ofPhysiology. 238, H515-H520.

Cowley, A.Wjr, Liard, J. F e Guyton, A.C.(1973). Role ofbaroreceptorreflex in daily control of arterial blood pressure and other variables in dogs. Circulation Research. 32, 564576.

Davies, A., Blakeley, A.G.H e Kidd, C. (2001). Human physiology.Ist Ed.Churchchill Livingstone, 141-171.

Dinner, D.S. (1993). O sistema nervoso autónomo (editorial). Journal of Clinical Neurophysiology. 10,1.

Dobrzynski, H., Nikolski, V, P., Sambelashvilli, A.T., Greener, I.D., Yamamoto, M., Boyett, M.R e Efimov, I. R.(2003).Site of origin and molecular substrate of atrioventricular junctional rhythm in the rabbit heart. Circulation Research. 93, 1102.

Dyer, A.R., Persky, V., Stamler, J., Paul, O., Shekelle, R.B., Berkson, D.M., Lepper, M., Schoenberger, J.A. (2007).Heart rate as a prognostic fator for coronary heart disease and mortality: findings in three Chicago epidemiolologic studies. American Journal of Epidemiology. 112, 736-749.

Dubois, D e Dubois, E.F.(1916). Uma fórmula para estimar a área de superfície aproximada se a altura e o peso forem conhecidos. Arquivo de Medicina Interna.17, 863-871.

Eckberg, D.L. (1980). Parasympathetic cardiovascular control in human disease: a critical review of methods and results. American Journal Physiology Heart Circulation Physiol. 239, H581-H593.

Eckberg,D.L e Orshan,C.R.(1977). Interações entre os reflexos respiratório e barorreceptor no homem. Journal of Clinical Investigation. 59, 780-785.

Eckberg, D. L. (1980).Parasympathetic cardiovascular control in human disease: a critical review of methods and results. American journal ofPhysiology. 239, H581-H593.

Eichorst,H.(1892). Beitrage zur Pathologie derNerven und Muskein. Achiv Pathol Anat PhysiolKlin Med.127,

1-17.

Einthoven,W.(1895). Uber die Form des menschlichen ElectrocardiogrammsTfugers .Archiv. março, 101-123.

Einthoven, W. (1906). Le telecardiogramme. Arch Int de Physiol. 14,132-164.

Einthoven, W. (1912). As diferentes formas do eletrocardiograma humano e o seu significado. Lancet.1,853-861.

Elisberg, E.I.(1963). Resposta da frequência cardíaca à manobra de Valsalva como um teste de integridade circulatória. Journal of American Association.186, 200-205.

Elliott, J. (1997). Alpha-adrenoceptors in equine digital veins: evidence for the presence ofboth α_1- and α_2 - receptors mediating vasoconstriction. Journal ofVeterinary Pharmacology and Therapeutics. 20 (4), 308-317.

Ewing,D.J., Campbell, I.W., Burt,A.A., Clarke, B.F.(1973).Vascularreflexes in diabetic autonomic Neuropathy. Lancet. 2, 1354-1356.

Ewing, D.J. (1978). Reflexos cardiovasculares e neuropatia autonómica. Clinical Science and Molecular Medicine. 55, 321-327.

Ewing, D.J., Campbell. I. W., Murray, A., Neilson, J. M. M e Clarke, B.F. (1978). Resposta imediata da frequência cardíaca à posição de pé: teste simples para a neuropatia autonómica na diabetes. British Medical Journal. i, 145-147.

Ewing, D.J., Campbell, I.W e Clark, B.F.(1980). Avaliação dos efeitos cardiovasculares na neuropatia autonómica diabética e implicações prognósticas. Annals of Internal Medicine. 92, 308-331.

Ewing, D. J., Irving, Kerr, F., Wildsmith, J.A.W e Clarke, B.F.(1974).Cardiovascular responses to Sustained handgrip in normal subject and in patients with diabetes mellitus: Um teste da função autonómica. Clinical Science. 46, 295-306.

Ewing, D.J., Hume, L., Campbell, I.W., Murray, A., Neilson, J.M e Clarke, B.F. (1980).

Mecanismos autónomos na resposta inicial da frequência cardíaca à posição de pé. Journal of Applied Physiology. 49,809.

Ewing, D.J e Clarke, B.F.(1982). Diagnóstico e tratamento da neuropatia autonómica diabética. British Medical Journal. 285, 916-918.

Ewing, D.J., Martyn, C.N., Young, R.J e Clarke, B.F.(1985). O valor dos testes de função autonómica cardiovascular: 10 anos de experiência em diabetes. Diabetes Care. 8, 491-498.

Fadel, P.J., Ogoh,S., Keller, D.M., Raven, P.B.(2003).Recent insights into carotid baroreflex function in humans using the variable pressure neck chamber. Experimental Physiology. 88.6, 671680.

Fadel, P.J e Raven, P.B.(2012).Investigações humanas sobre os barorreflexos arterial e cardiopulmonar durante o exercício. Experimental Physiology. 97, 39-50.

Fessel, J e Robertson, D.(2006).Orthostatic hypertension: when pressor reflexes overcompensate. Nature

Clinical Practice Nephrology. 2(8), 424-431.

Fisch, C. (2000). Centenário do galvanómetro de corda e do eletrocardiograma. Journal of American of American College of Cardiology. 36, 1737-1745.

Fox, K., Borer, J.S., Camm, A.J., Danchin, N., Ferrari, R., Lopez Sendon,J.L.,Steg, P.G., Tardif, J.C., Tavazzi, L., Tendera, M.(2007). Frequência cardíaca em repouso na doença cardiovascular. Jornal do Colégio Americano de Cardiologia. 50, 823-830.

Fouad,F.M.,Tarazi,R.C., Ferrario,C.M., Fighaly, S eAlicandri,C. (1984).Avaliação de um controlo parassimpático da frequência cardíaca por um método não invasivo. American Journal of Physiology. 246, H838-H842.

Frattola, A., Parati G., Paleari F., Mauri,G., Di Rienzo,M., Castiglioni,P e Mancia,G.(1997).As estimativas da sensibilidade barorreflexa espontânea no domínio do tempo e da frequência permitem a deteção precoce da disfunção autonómica na diabetes mellitus. Diabetologia. 40, 1470-1475.

Freeman, J.V., Dewey, F.E.,Hadley,D.M., Myers,J e Froelicher,V.F.(2006). Interação do sistema nervoso autónomo com o sistema cardiovascular durante o exercício. Progress in cardiovascular diseases. 48 (5), 342-362.

Freeman, R., Saul, J.P., Roberts, M.S., Berger, R.D., Broadbridge, C e Cohen, R.J.(1991). Análise espetral da frequência cardíaca na neuropatia autonómica diabética. Uma comparação com testes padrão da função autonómica. Arquivo de Neurologia.48, 185-190.

Frye, W.B. (1995). Uma história da origem, evolução e impacto da eletrocardiografia.

Journal of the American College of Cardiology.76, 641.

Gal, I e Hejjel, L.(2001). Análise da variabilidade da frequência cardíaca. Ata Physiologica Hungarica. 88, 219230.

Gaskell, W. H.(1886).0n the structure, distribution, and function of the nerves which innervate the visceral and vascular systems. Journal of Physiology (Lond).7,1-80.

Gelber,D.A., Pfeifer,M., Dawson, B e Schumer, M.(1997). Sistema nervoso autónomo cardiovascular: Determinação de valores normativos e efeito de variáveis de confusão. Journal of Autonomic Nervous System. 62, 40-44.

Ghandhi, D. K., Singh, J e Kiran, J. (2011). Género e sistema nervoso autónomo. Indian Journal of Fundamental andApplied Life Sciences.1 (4),2231-6345.

Goldberger, E. (1942). Um elétrodo eletrocardiográfico simples de potencial zero e uma técnica de obtenção de derivações unipolares aumentadas das extremidades. American Heart Journal. 23,483.

Goldstein, I.B e Shapiro, D.(1995).The cardiovascular response to postural change as a function ofrace. Biological psychology. 39, 173-186.

Gordon, F.T. (2008). Princípios deElectrofisiologia. In: Fauci, A.S., Braunwald, E., Kasper,D.L., Hauser, S.L., Longo, D.L., Jameson, J.L.e Loscalzo, J.(eds). Harrison's principles of internal medicine 17th Ed. The McGraw-Hill companies, Inc, 1410-1411.

Guyton, A.C e Hall, J.E.(2006). Textbook of medical physiology.11th Ed. Elsevier Saundiers. p748-760.

Hamilton, W.F.,Woodbury,R.A and Harper,H.T jr.(1936).Physiologic relationships between intrathoracic, intraspinal and arterial pressures.Journal of Amerian Medical Association.ii.107, 853-856.

Hare, K e Hinsey, J.C.(1942).The autonomic nervous system. Annual Review ofPhysiology. 4, 407- 444.

Hering,D., Kara,T., Kucharska, W., Somers,V. K eNarkiewicz, K.(2013). A pressão arterial normal alta está associada ao aumento da atividade simpática em repouso, mas respostas normais aos testes de estresse. Pressão Arterial. 22, 183-187.

His, W. Jr(1893). Die Thatigkeit des embryonalen Herzens und deren Bedeutung fur die

Lehre von der Herzbewegung beim Erwachsenen [A função do coração embrionário e o seu significado na interpretação da ação do coração no adulto]. Arbeiten aus der med Klinzu Leipzig, 14-50.Tradução de: Willius, F.A e Keys, T. E. (1941).Wilhelm His, Jr. Clássicos da Cardiologia. Nova Iorque, NY: Dover Publications, 2, 695.

Ho, S.Y andAnderson, R.H. (2000). Como constante anatomicamente é o tendão deTodaro como um marcador para o triângulo deKoch? Journal of Cardiovascular Electrophysiology.11, 83-89.

Howorka, K., Pumprla, J e Schabmann. A.(1998). Parâmetros óptimos para o espetrograma da frequência cardíaca a curto prazo para a avaliação de rotina da neuropatia autonómica cardiovascular diabética. Journal of Autonomic Nervous System. 69, 164-172.

Hsia, J., Larson, J.C., Ockene, J.K., Sarto, G.E., Allison, M.A., Hendrix, S.L., Robinson, J.G., LaCroix, A.Z., Manson, J.E. (2009).Resting heart rate as a low tech predictor of coronary events in women: prospective cohort study. British Medical Journal. 338: 577- 580.

Ieda, M e Fukuda, K.(2009).Cardiac innervations and sudden cardiac death. Current Cardiology Reviews. 5, 289-295.

James, T.N. (1982). O desenvolvimento das ideias relativas ao sistema de condução cardíaca do coração. Ulster Medical Journal. 51, 81-97.

Johansen,C.D., Olsen,R.H., Pedersen, L.R., Kumarathurai, P., Mouridsen, M.R., Binici,Z., Intzilakis, T., Kober, L e Sajadieh, A. (2013). Frequência cardíaca em repouso, nocturna e de 24 horas como marcadores de risco cardiovascular em homens e mulheres de meia-idade e idosos sem doença cardíaca aparente. European Heart Journal. 34 (23),1732-1739.

Jordan, D and Spyer, K.M.(1986).Brainstem integration of cardiovascular and pulmonary aferent activity. Progress in Brain Research. 67, 295-314.

Jouven,X., Empana,J.P., Schwartz,P.J., Desnos,M., Courbon, D., Ducimetiere, P.(2005). Perfil da frequência cardíaca durante o exercício como um preditor de morte súbita. <u>New England Journal ofMedicine.</u> 352,1951-1958.

Jung, B.C., Dave, A.S., Tan, A.Y., Gholmieh,G., Zhou, S., Wang, D.C., Akingba, A.G., Montemagno, C., Lin, S.F., Chen, L.S e Chen,P.S. (2006). Variações circadianas da atividade do nervo do gânglio estrelado em cães ambulatórios. <u>Heart Rhythm</u>. 3(1),78-85.

Junqueira Jr, L, F. (2008).Ensino da dinâmica da função autonômica cardíaca empregando o Valsalva. <u>Advance Physiology Education.</u> 32, 100-106.

Kannel,W.B., Kannel,C., Paffenbarger, R.Sjr., Cupples, L.A.(1987). Frequência cardíaca e mortalidade cardiovascular: o estudo Fragmingham. <u>American Heart Journal</u>. 113, 1489-1494.

Kapa, S., Venkatachalam, K.L andAsirvatham, S.J. (2010).O sistema nervoso autónomo na eletrofisiologia cardíaca uma interação elegante e conceitos emergentes. <u>Cardiology in Review</u>.18, 275-284.

Karavanaki, K e Baum, J.D. (1999). Prevalência de anomalias microvasculares e neurológicas numa população de crianças diabéticas. <u>Journal ofPediatric Endocrinology</u>.12, 411- 422.

Katona, P.G e Jih, F. (1975). Arritmia sinusal respiratória: medida não-invasiva do controlo cardíaco parassimpático. <u>Journal of Applied Physiology</u>. 39, 801- 805.

Katona, P.G., McLean, M., Dighton, D. H e Guz, A. (1982).Sympathetic andparasympathetic cardiac control in athletes and non-athletes at rest. <u>Journal of Applied Physiology</u>. 52, 16521657.

Keith, A e Flack, M.W.(1907). The form and nature of the muscular connections between the primary divisions of the vertebrate heart. <u>Journal of Anatomy and Physiology</u>. 41,172189.

Kempler,P.,Tesfaye, S., Chaturvedi, N., Stevens, L.K.,Webb, D.J., Eaton, S., Kerenyi, Z., Tamas, G., Ward, J. D e Fuller, J.H. (2002). A neuropatia autonómica está associada a factores de risco cardiovascular acrescidos: o estudo EURODIAB IDDM Complications Study. <u>Diabetic Medicine</u>. 19(11), 900- 909.

Kempler, P. (2003). Neuropatia autonómica: um marcador de risco cardiovascular. <u>The British Journal of Diabetes and Vascular Disease</u>. 3 (2), 84-90.

Keys, A., Fidanza, F., Karvonen, M.J., Kimura, N e Taylor, H.L.(1972).Indices of relative weight and obesity. <u>Journal of Chronic Diseases</u>. 25(6-7), 329-349.

Kintner,C.(2002). Neurogénese em embriões e em células estaminais neurais adultas. <u>Journal ofNeurosciences.</u> 22 (3):639-643.

Kirchheim, H.R. (1976). Systemic arterialbarorecetporreflexes. <u>Physiological reviews</u>.56, 100-177

Kligfield, P.(2002).O centenário do eletrocardiograma de Einthoven. <u>Journal ofElectrocardiology.</u> 35, 123-129.

Kligfield, P., Gettes, L. S., Bailey, J.J., Childers, R., Deal, B.J., Hancock, W., van Herpen, G., Kors, J. A., Macfarlane, P., Mirvis, D.M., Pahlm, O., Rautaharju, P e Wagner, G.S. (2007). Recomendações para a

Normalização e Interpretação do Eletrocardiograma. Parte I: O Eletrocardiograma e a sua Tecnologia. A Scientific Statement From the American Heart Association Electrocardiography and Arrhythmias Committee, Council on Clinical Cardiology; the American College of Cardiology Foundation; and the Heart Rhythm Society. Circulation.115, 1306 -1324.

Koizumi, K., Ishiakawa,T., Nishino, H and Brooks, C.M.(1975).Cardiac and autonomic system reactions to stretch of the atria. Brain Research. 87, 247- 261.

Kuehl, M e Stevens, M. J. (2012). Neuropatias autonómicas cardiovasculares como complicações da diabetes mellitus. Nature Reviews Endocrinology. 8, 405- 416.

Langley, J.N. (1898).On the union of cranial autonomic (visceral) fibres with the nerve cells of the superior cervical ganglion. Journal ofPhysiology (Lond). 23, 240-270.

Lauer, M.S.(2009).Autonomic function and prognosis. Cleveland Clinic Journal ofMedicine. 76(2),S18- S22.

Levin, A.B.(1966). Um teste simples da função cardíaca baseado nas alterações da frequência cardíaca induzidas pela manobra de Valsalva. American Journal of Cardiology.18, 90-99.

Levitt, N.S., Stansberry, K. B., Wynchank, S e Vinik, A.I. (1996).A progressão natural da neuropatia autonómica e os testes de função autonómica numa coorte de pessoas com IDDM. Diabetes Care 19, 751-754.

Levit, R.D.,Reynolds, H.R and Hochman, J.S.(2011).Cardiovascular disease in young women: a population at risk. Cardiology in Review.19(2):60-65

Levy, M.N., DeGeest, H e Zieske, H. (1966). Efeitos da atividade do centro respiratório no coração. Circulation Research. 18, 67-78.

Loewy, A. D.(1990).Vias autonómicas centrais. In: Loewy, A.D., Spyer, K. M.(eds). Central regulation of autonomic function. New York: OxfordUniversity Press.88-103.

Looga, R. (1997).Respostas cardiovasculares reflexas à insuflação pulmonar: uma revisão. Respiratory Physiology.124, 205-215.

Looga, R. (2005).A manobra de Valsalva - efeitos cardiovasculares e técnica de execução: uma revisão crítica. Respiratory Physiology & Neurobiology.147, 39-49.

Low, P.A., Walsh, J.C., Huag. C.Y e McLeod, J.G.(1975).O sistema nervoso simpático na neuropatia diabética. Um estudo clínico e patológico. Brain. 98, 341-356.

Low, P.A.(1993).Função do sistema nervoso autónomo. Journal of Clinical Neurophysiology.10, 14-27.

Low,P.A.,Tomalia,V. A e Park, K.(2013).Testes de função autonómica: Algumas aplicações clínicas. Journal of Clinical Neurology. 9, 1-8.

Ludwig,D.A.,Vernikos, J.,Wade, C.E e Convertino V.A.(2001). Alterações da pressão arterial durante o stress ortostático: evidência de diferenças de género na distribuição dos neuroefectores. Aviation Space and Environmental Medicine. 72(10),892 - 898.

Malpas, S.C and Maling, T.J.B. (1990).Heart -rate variability and cardiac autonomic function in diabetes.<u>Diabetes</u>. 39, 1177-1181.

Malpas, S.C. (2010).Sobreactividade do sistema nervoso simpático e o seu papel no desenvolvimento de doenças cardiovasculares. <u>Physiology Review</u>. 90, 513 - 557.

Marx, J.L. (1979). New information about the development of the autonomic nervous system. <u>Science</u>. 12(26), 434-437.

Maser, R. E., Mitchell, B. D., Vinik, A. I e Freeman, R.(2003).The association between cardiovascular autonomic neuropath and mortality in individuals with diabetes. <u>Diabetes care</u>. 26(6), 1895-1901.

Mauro, M.P.S., Patronelli, F., Spinelli, E., Cordero, A., Covello, D e Gorostiaga, J.A. (2009). Nervos do coração: uma revisão abrangente com um ponto de vista clínico. <u>Neuroanatomia</u>. 8, 26-31.

May,O., Arildsen, H e Moller, M. (1999).Função parassimpática durante a respiração profunda na população em geral: relação com factores de risco coronário e intervalo normal. <u>Journal of Internal Medicine</u>. 245, 287-294.

McCorry, L. K. (2007). Fisiologia do sistema nervoso autónomo. <u>American Journal ofPharma- ceutical Education</u>. 71(4),78.

Melcher, A.(1976).Arritmia sinusal respiratória no homem: um estudo dos mecanismos de regulação da frequência cardíaca. <u>Ata Physiologica Scandinavica</u>. 453,1-31.

Mitchell, G.A.G.(1953).The innervations of the heart. <u>British Heart Journal</u>. 15(2), 159-171.

Moore, K.L., Dalley, A.F e Agur, A.M.R. (2006).Clinically oriented anatomy.6th Ed. Lippincott Williams & Wilkins,Philadelphia.128-160.

Mosteller, R.D.(1987).Cálculo simplificado da área de superfície corporal. <u>New England Journal of Medicine</u>. 317(17), 1098.

O'Brien, I. A., O'Hare, P e Corrall, R. J. M. (1986). "Heart rate variability in healthy subjects: effect of age and the derivation of normal ranges for tests of autonomic function". <u>BritishHeart Journal.</u> 55(4), 348-354.

Opie,L.H.(2004). Heart Physiology: From cell to circulation.Vol.4th . Philadelphia: Lippincott Williams & Wilkins; 2004,142.

Opie, L.H.(2008). Mecanismos de contração e relaxamento cardíaco. In: Libby, P., Bonow, R.O., Mann, D. L., Zipes, D.P. e Braunwald, E. (Ed). Braunwald's heart disease: a textbook of cardiovascular medicine. 8ª Ed. Saunders Elsevier, 509-539.

Olson, W. H., Schmincke, D. R e Henley, B.L.(1979). Dependência do tempo e da frequência da impedância da pele do elétrodo de ECG descartável. <u>Medical Instrumentation</u>. 13, 269-272.

Pal,G.K.,Velkumary, S e Madanmohan, S. (2004). Efeito da prática a curto prazo de exercícios respiratórios nas funções autonómicas em voluntários humanos normais. <u>Indian Medical Research</u>. 120, 115-121.

Park. J., Quyyumi, A.A., e Middlekauff, H. R.(2012). Resposta pressora do exercício e descarga do barorreflexo arterial durante o exercício na doença renal crónica. Journal of Applied Physiology. 114(5),538-549.

Pick, J.(1970).O sistema nervoso autónomo; Morfologia, aspectos comparativos, clínicos e cirúrgicos. Philadephia: Lippincott. 3-21.

Pfeifer, M.A., Cook, D., Brodsky, J., Tice, D., Reenan, A., Swedine, S., Halter, J.B e Porte, D Jr. (1982). Quantitative evaluation of cardiac parasympathetic activity in normal and diabetic man. Diabetes. 31, 339-345.

Pfeifer, M.A., Weinberg, C.R., Cook, D.L., Reenan, A., Halter, J.B., Ensinck, J.W e Porte Jr, D. (1984).Autonomic neural dysfunction in recently diagnosed diabetic subjects. Diabetes Care.7,447-453.

Palatini, P. (1999). Necessidade de uma revisão dos limites normais da frequência cardíaca em repouso. Hypertension. 33, 622- 625.

Patterson, R.P. (1978). As caraterísticas eléctricas de alguns eléctrodos de ECG comerciais. Journal OfElectrocardiology. 11,23-26.

Pickering, T.G e Davies, G. (1973). Estimativa do tempo de condução do reflexo barorreceptor-cardíaco no homem. Cardiovascular Research.7, 213-219.

Pipberger, H.V., Arzbaecher, R.C., Berson, A.S., Briller, S.A., Brodv, D. A., Flowers, N.C., Geselowitz, D.B., Lepschkin, E., Oliver, G.C, Schmitt, 0.H. e Spach , M.S. (1975). Recomendações para a normalização dos fios e das especificações dos instrumentos do eletrocardiógrafo e do vectorcardiógrafo: relatório do Comité do Eletrocardiógrafo. Circulation. 52, 11-13.

Pop-Busui, R. (2010).Neuropatia autonómica cardíaca na diabetes: uma perspctiva clínica. Diabetes Care. 33, 434-441.

Pop-Busui, R., Evans, G.W., Gerstein, H.C., Fonseca, V., Fleg, J.L., Hoogwerf, B.J., Genuth, S., Grimm, R.H., Corson, M.A., Prineas, R. e o grupo de estudo ACCORD. (2010).Effects of cardiac autonomic dvsfunction on mortality risk in the action to control cardiovascular risk in diabetes(ACCORD) trial. Diabetes Care. 33, 15781584.

Ravits, J., Hallet, M., Nilsson, J., Polinskv, R e Dambrosia, J. (1996). Testes electrofisiológicos da função autonómica em doentes com síndrome de insuficiência autonómica idiopática. Muscle nerve. 19, 758-763.

Rothschild, A.H., Weinberg, C.R., Halter, J.B., Porte, D Jr e Pfeifer, M.A.(1987).Sensibilidade da variação R-R e do rácio de Valsalva na avaliação da neuropatia autonómica cardiovascular diabética. Diabetes Care.10, 735-741.

Rovere, M.T.L., Pinna.G. D e Raczak, G. (2008). Sensibilidade do barorreflexo: Medição e implicações clínicas. Anais de Electrocardiologia Não Invasiva. 23, 13(2), 191-207.

Rubart, M e Zipes, D.P. (2008). Génese das arritmias cardíacas: Considerações electrofisiológicas. In: Libbv,

P., Bonow, R.0., Mann, D. L., Zipes, D.P. e Braunwald, E.(eds). Braunwald's heart disease: a textbook of cardiovascular medicine.8th Ed. Saunders Elsevier, 727-762.

Sadler,T.W.(2010). Langman's medical embryology.llth Ed. Lippincott Williams &Wilkins. p319 - 323.

Sanchez, J., Pequignot,J., Pevrin, L., Monod, H. (1980).Diferenças de sexo na resposta svmpatho-adrenal ao exercício isométrico. European Journal of Applied Phvsiologv.45, 147-154.

Sandroni, P., Benarroch, E.E e Low P, A.(1991). Dissecção farmacológica dos componentes da manobra de Valsalva na insuficiência adrenérgica. Journal of Applied Phvsiologv.71,1563-1567.

Sandroni, P., Novak,V., Opfer-Gehrking,T.L., Huck, C.A e Low, P.A.(2000).Mechanisms ofblood pressure alterations in response to the Valsalva manoeuvre in postural tachycardia syndrome. Clinical Autonomie Research-IO, 1-5.

Sanya, E.0 and Ogunniyi, A. (2OO4).Cardiovascular autonomic neuropathy in non-diabetic Nigeria patients with chronic renal failure. West African Journal ofMedicine. 23, 15-2O.

Sarnoff,S.J., Hardenberg, E e Whittenberger, J.L.(1948).Mecanismo da resposta da pressão arterial ao teste de Valsalva: a base para a sua utilização como indicador da integridade do fluxo simpático. American Journal ofPhysiology. 154, 316-327.

Scothorne, R.J. (1987). Sistema nervoso periférico. In: Hamilton, W.J. Textbook ofhuman anatomy. 2nd Ed. Macmillan, p 667-682.

Schmitz, J.M., Graham, R.M., Sagalowsky, A e Pettinger,W. A. (1981). Renal α_1 and α_2 adrenergic receptors: biochemical and pharmacological correlations. Journal ofPharmacology and Experimental Therapeutics. 219(2): 4OO-4O6

Schumer, M.P., Joyner, S.A e Pfeifer, M.A. (1998). Teste de neuropatia autonómica cardiovascular em pacientes com diabetes. Diabetes spectrum. 11, 227-231.

Sembulingam, K e Sembulingam, P.(2O1O).Essentials of medical physiology. 5th ed. Jaypee brothers medical publishers Ltd. Jaypee brothers medical publishers Ltd. p912-919.

Senthilvelou, M., Purushothaman, P., Krishna,R e Prakash, E.S.(2OO6).Gender differences in vasoconstrictorreserve. Indian Journal ofPhysiology and Pharmacology. 5O (3), 316-318.

Shannon, D.C., Carley, D.W e Benson, H.(1987). Envelhecimento da modulação da frequência cardíaca. American Journal ofPhysiology. 253 (4), H874- H877.

Sheehan, D., Mulholland,J.H e Safiroff, B.(1941).Anatomia cirúrgica do nervo do seio carotídeo. The Anatomical Record. 8O, 431- 442.

Shields, R.W. (1993). Anatomia funcional do sistema nervoso autónomo. Journal of clinical Neurophysiology.1O (1), 2-13.

Shields, R.W. (2OO9).Variabilidade da frequência cardíaca com respiração profunda como teste clínico da função cardiovagal. <u>Cleveland Clinic Journal ofMedicine</u>. 76, S37-S4O.

Silverman, M.E., Grove, D e Upshaw, C. B. (2OO6). Perspetiva histórica. Porque é que o coração bate? A descoberta do sistema elétrico do coração. <u>Circulation</u>. 113, 2775-2781.

Smith, S.A.(1982).Arritmia sinusal reduzida na neuropatia autonómica diabética: valor diagnóstico de um intervalo normal relacionado com a idade. <u>British Medical Journal</u>. 285, 1599-16O1.

Smith,S.A.,Salihh,M.M and Litter,W.A.(1987).Assessment ofbeat to beat changes in cardiac output during the Valsalva manoeuvre using electrical bioimpedance cardiography. <u>Clinical Science</u>. 72, 423-428.

Snell,R.S.(1975).O sistema nervoso periférico. Em embriologia clínica para estudantes de medicina.

Little, Brown and Company (Inc) Boston. pp 307-321.

Spokes, E.G.S. (1988).Neuroquímica central da insuficiência autonómica. In: Bannister, R. Ed. Autonomie failure. A textbook of clinical disorders of the autonomic nervous system. Oxford: Oxford University Press. 464-470.

Stein, P.K e Kleiger, R.E.(1999). Insights from the study of heart rate variability. <u>Revisão Anual de Medicina</u> . 50, 249-261.

Tansey, E. M.(1999). Perspectivas históricas sobre o sistema nervoso autónomo - com particular ênfase na neurotransmissão química. In: Mathias,C.J e Bannister,R.J.(eds).Autonomic failure: A textbook of clinical disorders of the autonomic nervous system(4th ed). London. Oxford Press. Pxii-xvi.

Grupo de trabalho da Sociedade Europeia de Cardiologia e da Sociedade Norte-Americana de Aceleração e Eletrofisiologia (1996). Variabilidade da frequência cardíaca: padrões de medição, interpretação fisiológica e utilização clínica. <u>Circulation</u>.93, 1043-1065.

Tawara, S.(1906). Das Reizleitungssystem des Saugetierherzens.Eine Anatomisch- Histologische Studie Uber das Atrioventrikularbundel und die Purkinjeschen Faden. Jena, Gustav Fischer.114-156.

Tawara, S.(2000). O sistema de condução do coração dos mamíferos. Estudo anátomo-histológico do feixe atrioventricular e das fibras de Purkinje. Traduzido por Suma, K e Shimada. Imperial College Press, Londres.

Taylor, J.J., D'Agrosa, L. S e Bums, M. E.(1978). The pacemaker cell of the sinoatrial node of rabbit. <u>American Journal ofPhysiology- Heart and Circulatory Physiology</u>. 235, H407- H 412.

Tesfaye, S., Harris, N., Jakubowski, J.J , Mody, C.,Wilson, R.M., Rennie, I.G e Ward, J.D. (1993). Insuflação sanguínea deficiente e derivação arteriovenosa na neuropatia diabética humana: uma nova técnica de fotografia do nervo e angiografia fluoresceínica. <u>Diabetologica</u>. 36, 1266-1274.

Thames, M. D e Kontos, H.A. (1970). Mecanismos de alterações induzidas por barorreceptores no ritmo cardíaco. <u>American Journal ofPhysiology</u>. 218, 251-252.

Torsvik,M., Haggblom,A.,Eide,G.E.,Schmutzhard,E.,Vetvik,K e Winkler, A.S. (2008) Cardiovascular autonomic function tests in an African population. <u>BMC Endocrine Disorders</u>. 8; 19(doi:10.1186/1472-6823-

8-19).

Tuch, P.S., Gill, G.V e Huddle, K.R.L.(1994). Neuropatia autonómica em doentes diabéticos africanos. Postgraduate Medical Journal.70, 188-191.

Tusji, H., Venditti,F.J., Manders, E.S., Evans, J.C., Larson, M.G., Feldman,C.L e Levy,D. (1994). Reduzida variabilidade da frequência cardíaca e risco de mortalidade numa coorte de idosos. The Framingham Heart Estudo. Circulation. 90, 878-883.

Vaishnav, S., Stevenson, R., Marchant, B., Lagi,K., Ranjadayalan, K e Timmis, A.(1994). Relação entre a variabilidade da frequência cardíaca no início do enfarte agudo do miocárdio e a mortalidade a longo prazo. American Journal of Cardiology.73, 653-657.

Verrier, R.L. e Tan, A. (2009). Frequência cardíaca, marcadores autonómicos e mortalidade cardíaca. Heart rhythm. 6(11), S68-S75.

Vinik, A.I., Maser, R.E., Mitchell, B.D e Freeman, R. (2003).Diabetic autonomic neuropathy. Diabetes care. 26, 1553-1579.

Waller, A.D. (1887).A demonstration on man of electromotive changes accompanying the heart's beat. Journal ofPhysiology (Londres). 8, 229-234.

Wang, S.J., Liao, K.K., Liou, H.H., Lee,S.S., Tsai,C.P., Lin,K.P., Kao, K.P e Wu,Z.P.(1994). Resposta simpática da pele e variação do intervalo RR em doentes urémicos crónicos. Muscle Nerve.17,411-418.

Wang, X., Poole, J.C., Treiber, F.A., Harshfield, G.A., Hanevold, C. D e Snieder, H. (2006).

Ethnic and gender differences in ambulatory blood pressure trajectories: results from a 15- year longitudinal study in youth and young adults.Circulation.114, 2780-2787.

West, J.B. ed (1990). Best and Tarlor's Physiological Basis OfMedical Practice. 12ª ed.. Williams & Wilkins.USA. pp159-196.

Wheeler, T e Watkins, P.J.(1973).Cardiac denervation in diabetes. British Medical Journal.4, 584-586.

Wieling, W., Smit, A.A.J e Karemaker, J.M. (1997). Neuropatia autonómica diabética: testes laboratoriais cardiovasculares convencionais e novos desenvolvimentos. Neuroscience Research Communications. 21, 67-74.

Wild,S., Roglic,G., Green, A., Sicree,R e King, H.(2004).Global prevalence of diabetes: Estimativas para o ano 2000 e projecções para 2030.Diabetes Care. 27, 1047-1053.

Wood, J.D. (1987). Fisiologia do sistema nervoso entérico. In: Johnson LR. ed. Physiology of gastrointestinal tract.vol 1,2nd ed. New York: Raven Press. pp 67-109.

Woodman, O.L e Vatner, S.F.(1987). Vasoconstrição coronária mediada por α_1 e α_2 . adrenoceptores em cães conscientes. American Journal ofPhysiology. 253, H388-393.

Wu,J.S., Lu,F.H., Yang,Y.C., Lin,T.S., Huang,Y.H., Wu,C.H., Chen, J.J e Chang, C. J. (2008).

Epidemiological evidence of altered cardiac autonomic function in overweight but not underweight subjects. International Journal of Obesity. 32, 788-794.

Yale, S. H. (2005). António Maria Valsalva (1666-1723). Medicina Clínica e Investigação. 2, 35-38.

Young, R.J., Ewing, D.J e Clarke, B.F.(1983). Nerve function and metabolic control in teenage diabetics (Função nervosa e controlo metabólico em adolescentes diabéticos). Diabetes. 32,142-147.

Young, M.J., Marshall, A., Adams, J.E., Selby, P.L e Boulton, A.J.M. (1995). Osteopenia, disfunção neurológica e o desenvolvimento da neuroartropatia de Charcot. Diabetes Care 18, 34-38.

Zhang, G.Q e Zhang, W.(2009).Heart rate, lifespan, and mortality risk. Ageing Research Reviews. 52- 60.

Ziegler, D., Laux, G., Dannehl, K., Spüler, M., Mühlen, H., Mayer, P e Gries, F.A. (1992). Assessment of cardiovascular autonomic function: age-related normal ranges and reproducibility of spectral analysis, vetor analysis, and standard tests ofheart rate variation and blood pressure responses. Diabetic Medicine. 9,166 - 175.

Ziegler, D.(1994).Neuropatia autonómica cardiovascular diabética: Prognóstico, diagnóstico e tratamento. Diabetes Metabolism Reviews.10, 339-383.

APÊNDICE A

Apuramento ético

CLEARANCE CERTIFICATE

PROTOCOL NUMBER: ERC/2012/09/18

PROJECT TITLE: ASSESSMENT OF CARDIAC AUTONOMIC
                          FUNCTION TESTS IN HEALTHY YOUNG ADULTS IN
                          SOUTH-WESTERN NIGERIA.

INVESTIGATOR: DR. OGUNLADE OLUWADARE

DEPARTMENT/INSTITUTION: DEPARTMENT OF PHYSIOLOGICAL SCIENCES,
                          OBAFEMI AWOLOWO UNIVERSITY, ILE-IFE,
                          OSUN STATE, NIGERIA.

DATE OF RECEIPT OF VALID APPLICATION: 08/08/2012

DATE WHEN FINAL DETERMINATION
ON ETHICAL APPROVAL WAS MADE: 10/09/2012

DURATION OF APPROVAL: Twelve (12) months

This is to inform you that the research described in the submitted protocol, the informed consent forms and other participant information materials have been reviewed and given full approval by the **OAUTHC Ethics and Research Committee.**

The approval is from **10/09/2012** to **09/09/2013.** You are to inform the Committee the commencement date of the research and if there is any delay in starting the research, please inform the Committee so that the date of approval can be adjusted accordingly. All informed consent forms used in the study must carry the **OAUTHC/ERC** protocol number and duration of approval of the study. In multi-year research, you are to submit an annual report in order to obtain renewal of approval.

The National Code of Health Research Ethics requires that you comply with all institutional guidelines, rules and regulations including ensuring that all adverse events are reported promptly to the **OAUTHC/ERC.** No changes are permitted in the research without prior approval by the **OAUTHC/ERC.** The **OAUTHC/ERC** reserves the right to conduct compliance visit to your research site without previous notification.

Prof. (Mrs.) E.A. Adejuyigbe,
Chairman, OAUTHC/ERC

APÊNDICE B

Protocolo de investigação

O estudo ECG foi concebido para determinar o estado da função autonómica cardíaca como marcador do estado de saúde em jovens adultos saudáveis. A participação é voluntária e os resultados são confidenciais.

1. Dados biográficos

Iniciais do nome .... Foneno...........................

Idade (anos) ....Religião............................. Género a   . (masculino) b. (feminino)

Etnia Estado de origem....... Peso (kg)................................Altura (m) ....

2. Revisão sistémica

- Sintomas cardiovasculares: falta de ar, dores no peito, inchaço do corpo: Sim.... /Não...

- Sintomas respiratórios: tosse, pieira, falta de ar, produção de expetoração: Sim /Não

- Sintomas neurológicos: dor de cabeça, fraqueza nos membros, desequilíbrio, visão deficiente:Sim/Não.

- Sintomas endócrinos: micção excessiva, sede, intolerância ao calor, tremores: Sim / Não.

- Sintomas gastrointestinais: diarreia, obstipação, dor abdominal:Sim/Não.

- Sintomas geniturinários: dor ao urinar, dor no lombo, incapacidade de esvaziar: Sim /Não.

3. Histórico de medicamentos

a.   Medicação de longa duração: Sim..../Não..., em caso afirmativo, que medicamento(s) e há quanto tempo (anos)

b.   Fumador:Sim.../NãoCOPY00,   se   sim,   o   que   é   que   fuma? quantas varas/dia e há quanto tempo (anos)..

c.   Consumo excessivo de álcool   : Sim... ./NãoCOPY00,

Em caso afirmativo, qual a marca?................, quantas garrafas/dia ....e durante quanto tempo (anos) .

d.   Consumo regular de café:Sim.../Não...................

4.   Doença anterior Sim.../Não..., Em caso afirmativo, indicar a doença............

APÊNDICE C

PROTOCOLO DE TRABALHO DA CAFT

1. Resposta da PA à posição

- A tensão arterial em repouso em posição supina é registada três vezes.

- Em seguida, o indivíduo mantém-se ereto sem ajuda durante dois minutos e repete-se a medição da pressão arterial.

- O resultado é expresso como a diferença entre a PAS erecta e a média da PAS supina.

Diferença da PAS (mmHg) = média da PAS supina - PAS erecta

2. Resposta da PA ao aperto de mão sustentado

- A PAD em repouso do indivíduo é registada três vezes na posição sentada, com a braçadeira do esfigmomanómetro colocada no braço dominante e a máquina da TA colocada ao mesmo nível do braço.

- A contração voluntária máxima (CVM) do indivíduo é determinada a partir do braço não dominante, utilizando um dinamómetro de preensão manual modificado.

- O handgrip é mantido a 30% da contração voluntária máxima durante o máximo de tempo possível (até 5 minutos).

- A PAD é medida em cada intervalo de minutos durante o exercício de preensão manual. O resultado é expresso como a diferença entre a PAD mais elevada durante o exercício de preensão manual e a PAD média em repouso.

o Diferença da PAD (mmHg) = PAD mais elevada (durante a preensão manual) - PAD média em repouso

3. Resposta da frequência cardíaca à manobra de Valsalva

- O sujeito em posição supina e os eléctrodos dos membros do ECG ligados aos membros.

- Regista-se um ECG em repouso durante 30 segundos e pede-se ao indivíduo, que respira normalmente, que realize a manobra de Valsalva, esforçando-se num manómetro.

- Para realizar o esforço, o indivíduo expira ao máximo para uma boquilha ligada a um manómetro aneroide e mantém um esforço expiratório constante equivalente a uma pressão intra-oral de 40 mmHg durante 15 segundos (período de esforço), durante o qual é registada uma tira longa e contínua de ritmo (derivação II) do eletrocardiograma (ECG). Depois disso, o esforço expiratório é subitamente libertado e a respiração é mantida tão regularmente quanto possível, sem respiração ofegante.

- O registo contínuo do ECG é mantido até à contagem de 20 batimentos após o esforço.

Intervalos RR importantes

1. Intervalo médio RRR30s antes da ação de formação

2. Intervalo RR mais curto durante 15s do esforço

3.   Intervalo RR mais longo nos 20 batimentos após o esforço

Cálculos importantes

1.   Frequência cardíaca em repouso =   <u>60</u>

Intervalo RR médio 30s antes do esforço

2.   Rácio de Valsalva = <u>intervalo RR mais longo nos 20 batimentos após o período de esforço </u>intervalo RR mais curto durante 15 segundos de esforço

3.   Rácio de taquicardia = <u>Intervalo RR mais curto durante 15s do esforço </u>Intervalo RR médio 30s antes do esforço

4.   Rácio de bradicardia = <u>intervalo RR mais longo no espaço de 20 batimentos após o período de esforço</u>

Intervalo RR médio 30s antes do esforço

4.   Reação do ritmo cardíaco à respiração profunda

■   O indivíduo em posição supina inspira repetidamente o máximo durante 5s e expira o máximo durante 5s enquanto a derivação II do ECG é registada continuamente com um marcador que delineia as fases de inspiração e expiração.

■   O tempo total da respiração profunda é Imin (6 ciclos respiratórios por minuto)

Avaliação

1.   Intervalo RR mínimo (na inspiração)

2.   Intervalo RR máximo (na expiração)

3.   Frequência cardíaca máxima – 60/Intervalo(s) RR mínimo(s)

4.   Frequência cardíaca mínima = 60/Intervalo(s) RR máximo(s)

Cálculo: Diferença de frequência cardíaca = Frequência cardíaca máxima - frequência cardíaca mínima

5.   Resposta da frequência cardíaca à posição de pé

■   O indivíduo mantém-se em posição supina numa marquesa enquanto a tira de ritmo longo do ECG (derivação II) é registada continuamente.

■   Passado um minuto, pede-se aos sujeitos que se levantem da marquesa sem ajuda e o ponto em que se levantam é marcado na tira de ECG.

■   O registo contínuo do ECG é efectuado até que sejam contados 30 complexos QRS, enquanto os indivíduos permanecem de pé.

Avaliação

1.   Intervalo RR máximo no/em torno do batimento 30 após estar de pé

2.   Intervalo RR mínimo no/em torno do batimento 15 após estar de pé

Cálculo

Rácio 30:15 = <u>Intervalo RR máximo por volta do batimento 30 depois de estar de pé</u> Intervalo RR mínimo por volta do batimento 15 depois de estar de pé

APÊNDICE D

FOLHA DE RESULTADOS DA CAFT

SN:

1. Resposta da PA à posição de pé

Cardiovascular variáveis	Em decúbito dorsal				Ereto
	1º	2.o	3ª	Média	
PAS (mmHg)					
PAD (mmHg)					
PR(bpm)					

2. Resposta da PA ao aperto de mão sustentado

Cardiovascular variáveis	Descanso			Aperto de mão sustentado				
	1	2	Média	1min	2min	3min	4min	5min
PAS(mmHg)								
PAD (mmHg)								
PR(bpm)								

3. Resposta da frequência cardíaca à manobra de Valsalva

Parâmetros ECG	Duração(s)
Intervalo RR médio 30s antes do esforço (Intervalo RR em repouso)	
Intervalo RR mínimo durante 15 segundos de esforço	
Intervalo RR máximo dentro de 20 batimentos após o esforço	

4. Reação do ritmo cardíaco à respiração profunda

Parâmetros ECG	Duração(s)
Intervalo RR mínimo na inspiração	
Intervalo RR máximo na expiração	

5. Resposta da frequência cardíaca à posição de pé

Parâmetros ECG	Duração(s)
Intervalo RR mínimo em/ou cerca de 15 batimentos após estar de	

pé	
Intervalo RR máximo a/cerca de 30 batimentos após ficar de pé	

106

APÊNDICE E

MATERIAIS DO CAFT E ILUSTRAÇÃO DOS PROCEDIMENTOS

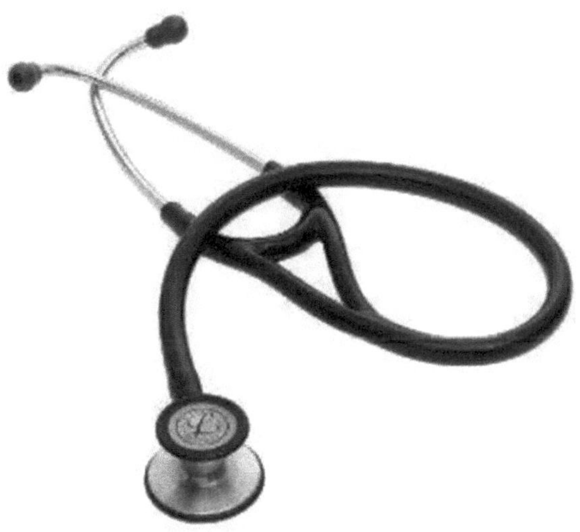

A.   Estetoscópio Littmann Cardiology III

O estetoscópio foi utilizado para a auscultação cardíaca durante o processo de exame físico

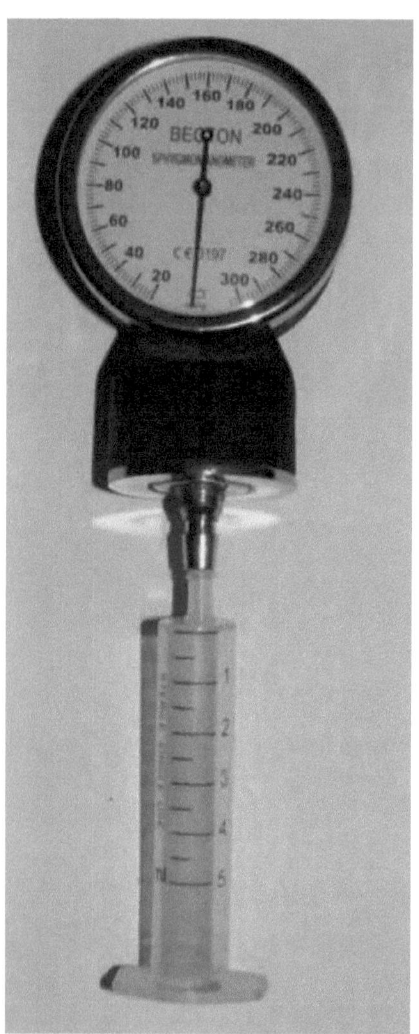

B. Medidor anaeróide modificado para avaliação da pressão intra-oral

Para a avaliação da pressão intra-oral durante a manobra de Valsalva, foi utilizado um medidor anaeróide modificado com uma peça bucal descartável

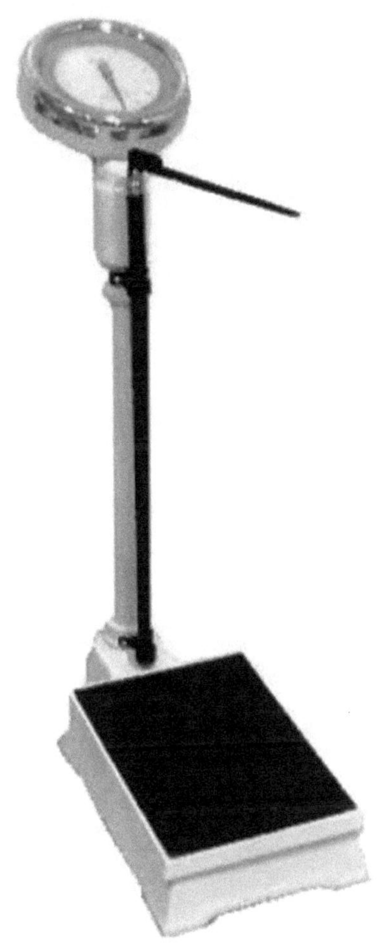

C. Balança de saúde e estadiómetro ZT120

A balança de saúde e o estadiómetro foram utilizados para medir a altura e o peso, parâmetros importantes para a estimativa do índice de massa corporal e da área de superfície corporal

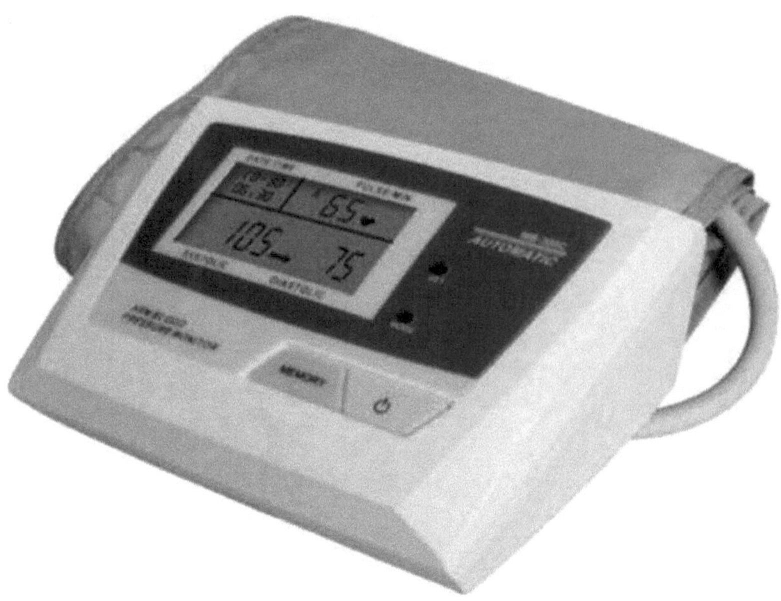

D. Esfigmomanómetro digital

O esfigmomanómetro digital utilizou o método oscilométrico para a medição da pressão arterial e da frequência de pulso em repouso, durante a preensão sustentada da mão e durante a avaliação da postura na pressão arterial sistólica.

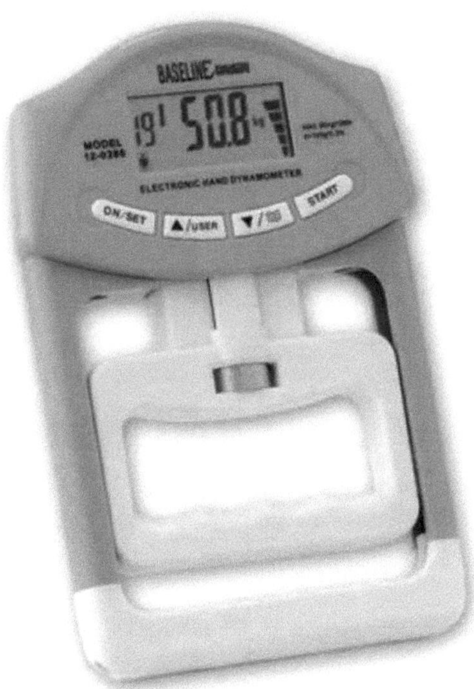

E. Dinamómetro manual eletrónico (Smedley Modelo 12-0286)

O dinamómetro foi utilizado para medir a força da preensão manual em quilogramas durante a avaliação da resposta da pressão arterial diastólica à preensão manual sustentada a 30% da contração voluntária máxima.

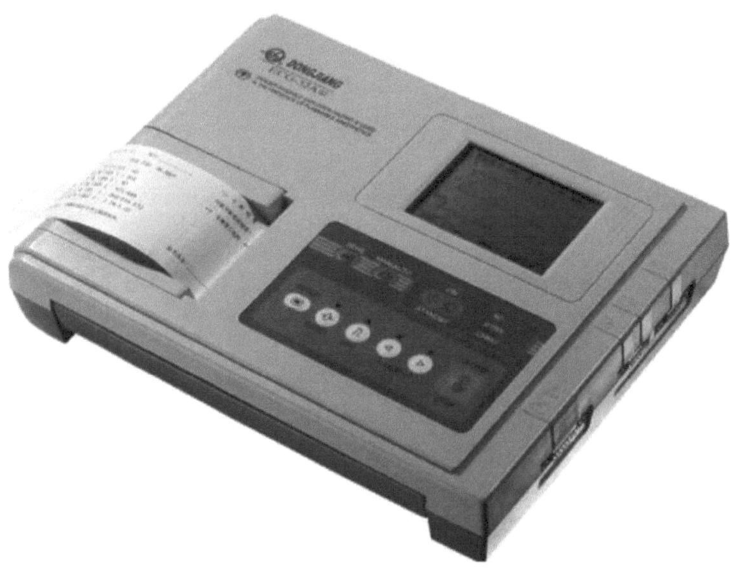

F.   Eletrocardiógrafo (Dongjiang ECG-32A)

O eletrocardiógrafo foi utilizado para o registo do eletrocardiograma (ECG) durante a avaliação da frequência cardíaca em repouso e da resposta da frequência cardíaca à manobra de Valsalva, à respiração profunda e à alteração postural.

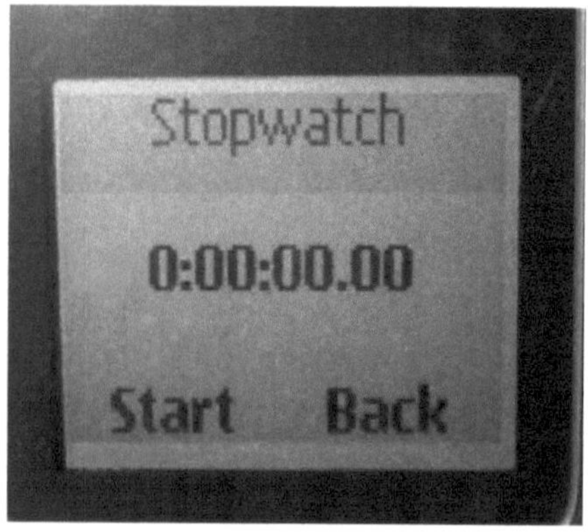

G.   Parar o relógio

Foi utilizado um cronómetro para a cronometragem de todos os protocolos dos testes de função autonómica cardíaca

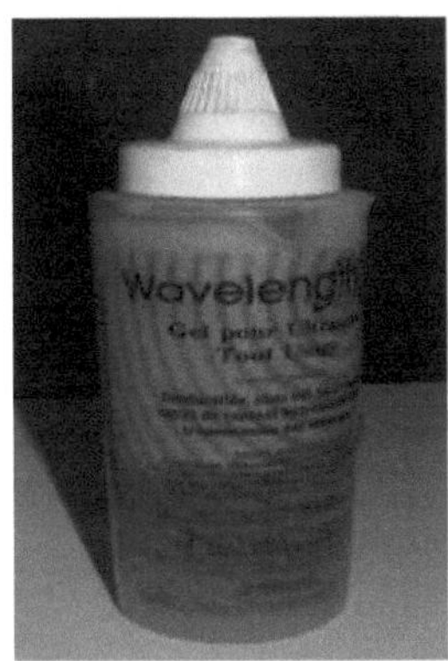

H. Gel de ultra-sons

O gel de ultra-sons foi aplicado no ponto de contacto entre os eléctrodos do eletrocardiógrafo e a superfície corporal para promover a condutividade eléctrica/reduzir a resistência entre a pele e os eléctrodos.

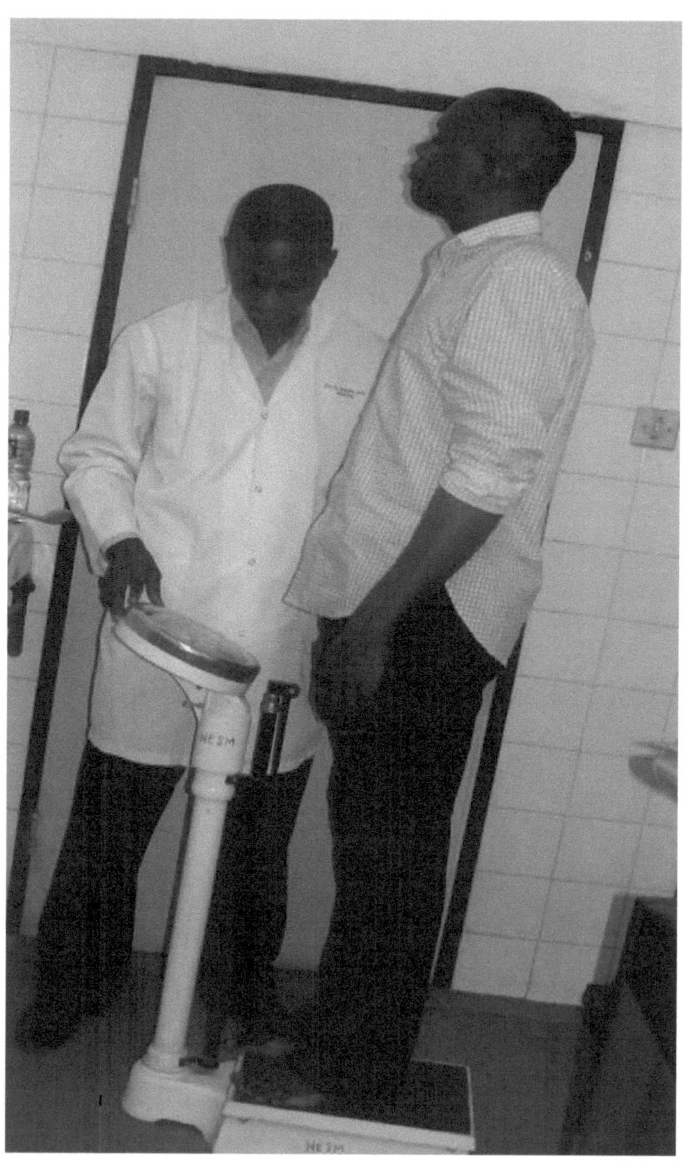

I. Medição do peso com uma balança de saúde

Medição do peso de um voluntário utilizando uma balança de saúde

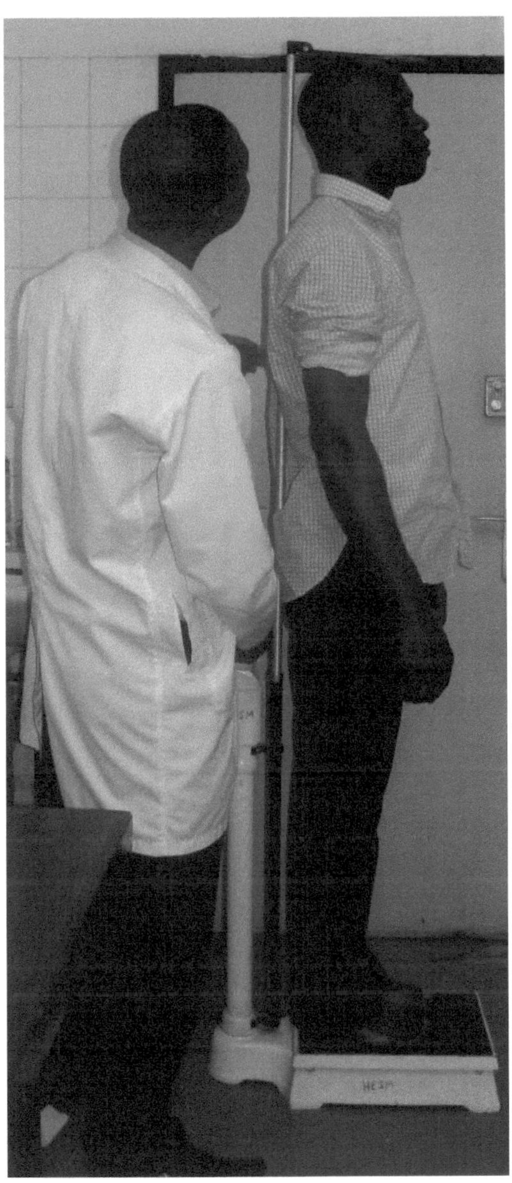

J. Medição da altura com uma balança de saúde

Medição da altura de um voluntário utilizando uma balança de saúde Estadiómetro

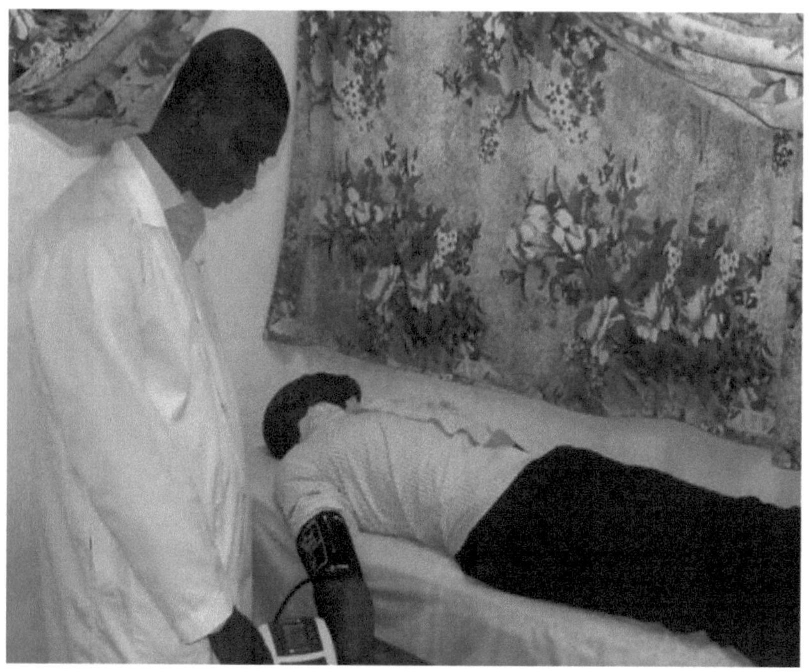

K. Medição da tensão arterial em posição supina

Medição da pressão arterial e da pulsação em supino de um voluntário utilizando um esfigmomanómetro digital.

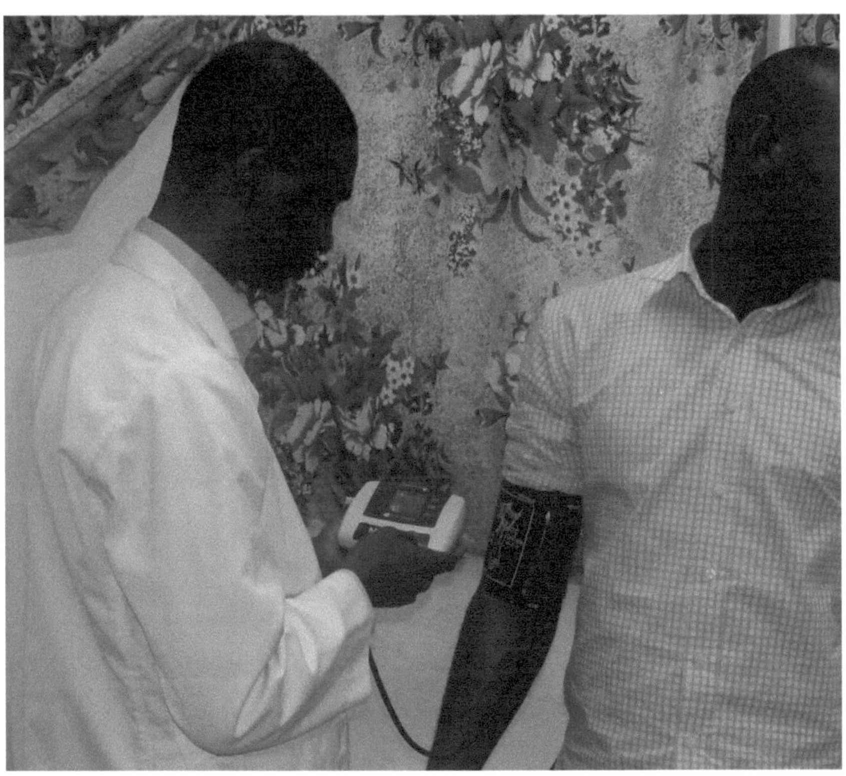

L. Medição da tensão arterial após 2 minutos de pé

Medição da pressão sanguínea em ereção e da frequência de pulso de um voluntário utilizando o manómetro digital sphygmo .

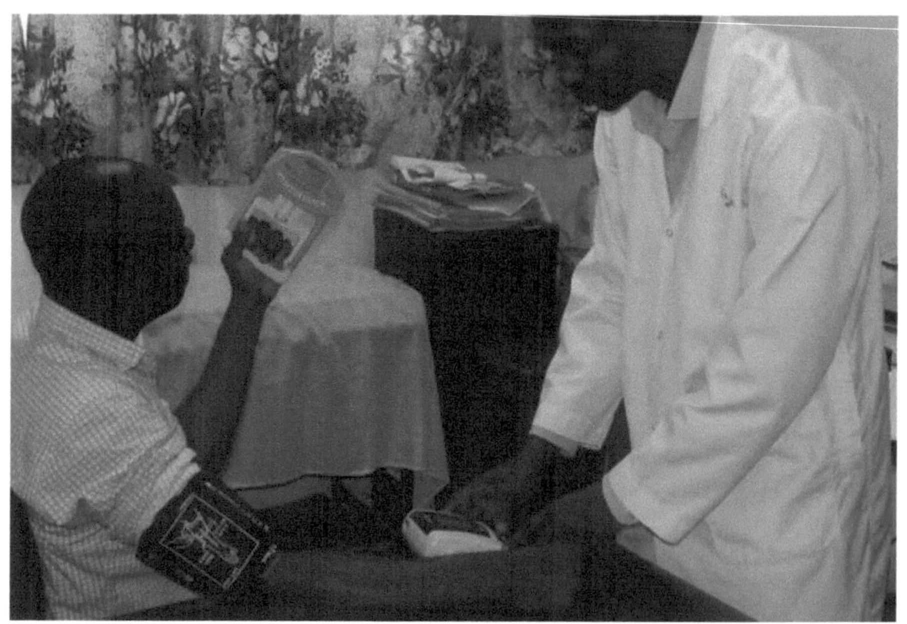

M. Medição da tensão arterial durante a preensão manual sustentada

Um voluntário que realizou uma preensão manual sustentada a 30% da contração voluntária máxima enquanto a medição da pressão arterial era feita a cada minuto.

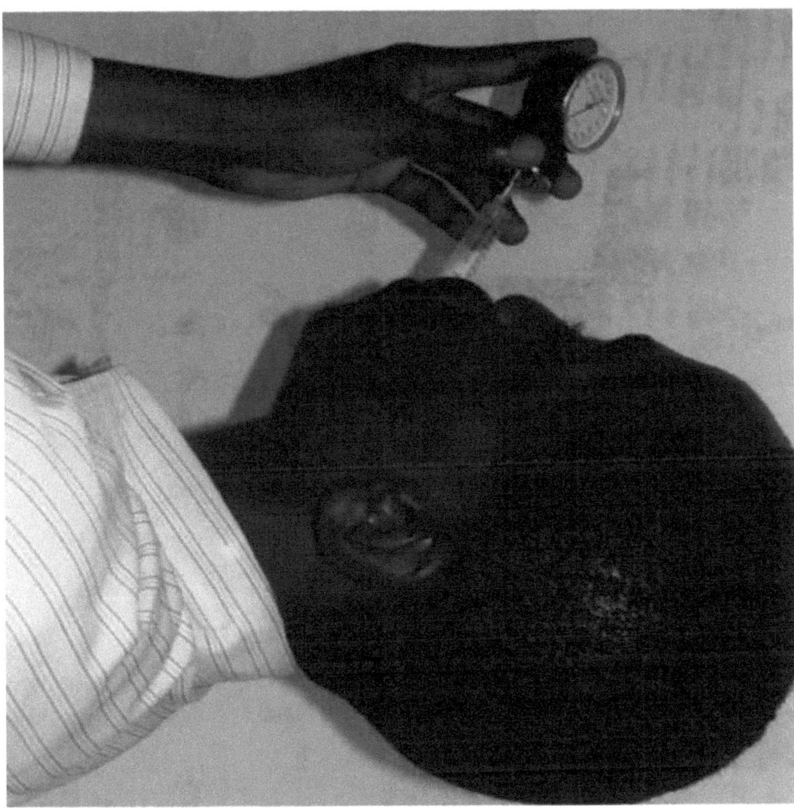

N. Realização da manobra de Valsalva utilizando um medidor anaeróide modificado

Um voluntário efectuou a manobra de Valsalva durante 15s utilizando um medidor de aneróides modificado com uma peça bucal descartável.

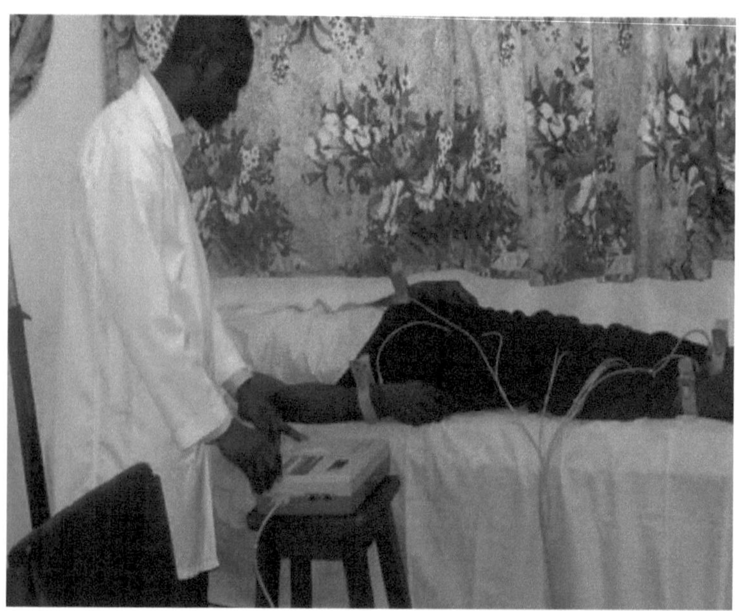

O.   Medição do ECG em posição supina

Um voluntário em posição supina para a avaliação da frequência cardíaca com registo contínuo de ECG.

Os eléctrodos de ECG foram fixados nos membros.

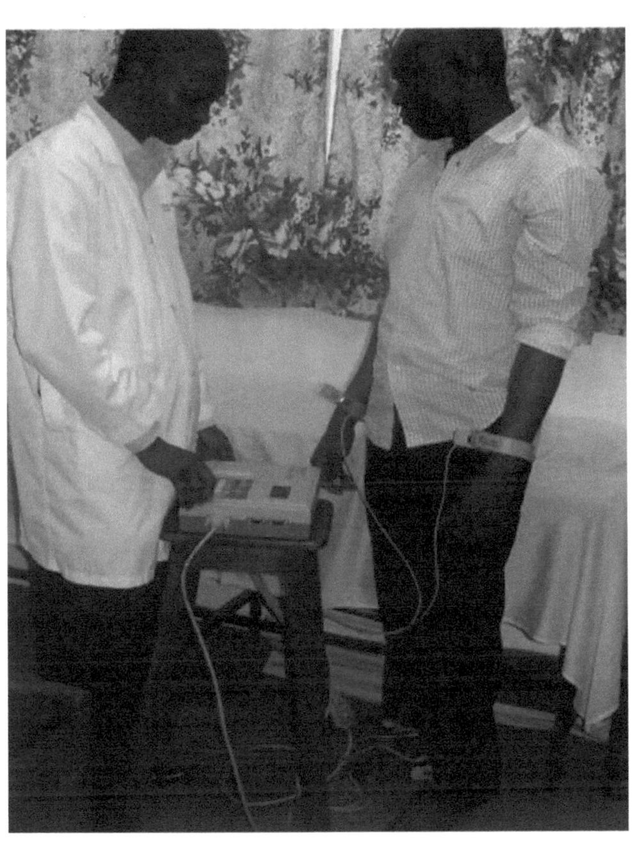

P.   Medição do ECG imediatamente após a posição de pé

Um voluntário em posição erecta para a avaliação da frequência cardíaca com registo contínuo de ECG.

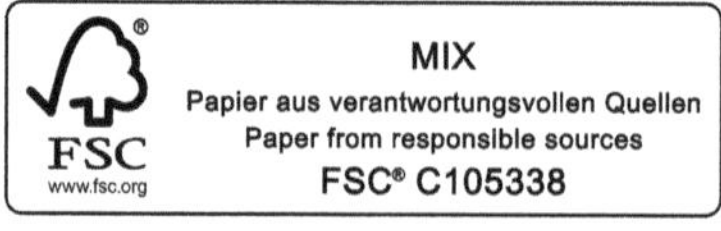

Printed by Books on Demand GmbH, Norderstedt / Germany